M. Baba Sainadh
Satyam M.
Pavani Chandra S.

Endodontia pediátrica em dentes permanentes decíduos e jovens

M. Baba Sainadh
Satyam M.
Pavani Chandra S.

Endodontia pediátrica em dentes permanentes decíduos e jovens

Salvando sorrisos jovens através da endodontia pediátrica

ScienciaScripts

Cover image: www.ingimage.com

This book is a translation from the original published under ISBN 978-620-8-41747-5.

Publisher:
Sciencia Scripts
is a trademark of
Dodo Books Indian Ocean Ltd. and OmniScriptum S.R.L publishing group

120 High Road, East Finchley, London, N2 9ED, United Kingdom
Str. Armeneasca 28/1, office 1, Chisinau MD-2012, Republic of Moldova, Europe
Managing Directors: Ieva Konstantinova, Victoria Ursu
info@omniscriptum.com

Printed at: see last page
ISBN: 978-620-8-55958-8

Índice

Introdução

Apesar dos modernos avanços na prevenção da cárie dentária e de uma maior compreensão da importância da dentição natural em pessoas de todas as idades, muitos dentes ainda são perdidos prematuramente. Esta situação, particularmente em crianças ou adolescentes, leva a uma má oclusão de vários graus e a problemas estéticos, fonéticos e funcionais, que podem ser de carácter transitório ou permanente.[1]

A endodontia pediátrica é um ramo da medicina dentária que se centra no diagnóstico, prevenção e tratamento das doenças da polpa dentária em crianças. A polpa dentária é o tecido mole no interior do dente que contém nervos, vasos sanguíneos e tecido conjuntivo. Quando a polpa fica infetada ou inflamada, pode causar dor e sensibilidade e, em casos graves, pode levar à perda do dente.

A endodontia pediátrica engloba uma grande variedade de procedimentos, como a terapia pulpar, o tratamento de canais radiculares e o tratamento de lesões dentárias traumáticas. Estes tratamentos são adaptados às necessidades específicas das crianças, tendo em consideração a sua idade, fase de desenvolvimento e saúde geral.[2]

Apesar dos progressos significativos na prevenção da cárie dentária em todo o mundo, bem como de uma variedade de modalidades de tratamento para tratar a polpa inflamada e/ou infetada, continua a verificar-se um número notável de complicações em dentes decíduos não tratados ou mal tratados e/ou em dentes permanentes jovens e imaturos. Isto requer um diagnóstico preciso, uma compreensão profunda das condições pulpares e das terapias, bem como da importância de cada dente para o crescimento oclusal. Como resultado, a endodontia pediátrica tem caraterísticas distintas, incluindo o tratamento pulpar de dentes decíduos e dentes permanentes jovens e imaturos. Ela deve sempre ser vista no contexto completo dos dentes e do paciente.

O tratamento endodôntico de dentes permanentes imaturos em pacientes jovens devido a uma lesão irreversível da polpa dentária causada por infeção ou traumatismo dentário antes do desenvolvimento radicular constitui um desafio clínico e uma parte importante da endodontia pediátrica.[2]

As doenças pulpares que afectam os dentes permanentes durante o crescimento têm algumas particularidades específicas, dependendo do grau de desenvolvimento radicular e das caraterísticas estruturais da polpa jovem. Estes factores influenciam tanto a evolução do processo inflamatório como a resposta terapêutica.[3]

O restabelecimento da saúde pulpar e a preservação da vitalidade da polpa com lesões de cárie profundas ou mesmo com exposição da polpa à cárie tem sido um objetivo importante na endodontia pediátrica.

O tempo de serviço potencial de um dente doente, seja ele permanente ou primário, deve ser considerado ao avaliar as suas possibilidades de tratamento. Tal como nos dentes decíduos, o tempo de serviço está relacionado com o seu estádio de reabsorção radicular e com a capacidade de restauração coronal no desenvolvimento de dentes permanentes, o estádio de formação da raiz deve ser considerado antes de se fazer uma recomendação de tratamento[4].

Um conceito importante a ter em mente é que o desenvolvimento dos dentes permanentes ocorre juntamente com o desenvolvimento e crescimento das estruturas ósseas de suporte. Os dois processos estão ligados e a perda do dente em desenvolvimento pode ter um efeito adverso no desenvolvimento do osso alveolar associado.

Por conseguinte, deve ser tentada uma fundamentação clara para a terapia pulpar em dentes permanentes jovens com base em estudos científicos exactos e frequentemente controversos.

Muitos profissionais acreditam que, em dentes decíduos, quando a lesão cariosa está a 1 mm ou menos da polpa, a pulpotomia deve ser o tratamento de escolha se a polpa for considerada vital. O tratamento alternativo para este cenário é o tratamento pulpar indireto (IPT)

Em dentes permanentes com lesões cariosas profundas, o capeamento pulpar direto é uma alternativa se uma exposição pulpar pontual for causada pela escavação completa da cárie num dente assintomático.

Para um dente permanente imaturo, a preservação da vitalidade pulpar é extremamente importante para permitir a formação completa da raiz e o espessamento das paredes pulpares. O IPT é altamente indicado para o tratamento de lesões cariosas profundas em dentes permanentes imaturos e maduros, e estudos têm demonstrado a sua taxa de sucesso fiável.

A conservação dos dentes decíduos em forma e função até à sua esfoliação normal é um dos objectivos fundamentais da odontopediatria. Não só é importante para a fala, desenvolvimento e autoestima normais, como também é a melhor forma de preservar o comprimento da arcada e evitar problemas secundários como a perda de espaço e a impactação de dentes permanentes.

Em dentes decíduos assintomáticos com lesões cariosas profundas que se aproximam da polpa, a pulpotomia coronal é uma das formas mais comuns de atingir o objetivo de preservação do dente. O objetivo da técnica de pulpotomia é remover o tecido pulpar coronal afetado para que o tecido pulpar radicular não afetado possa continuar a funcionar normalmente até que o dente esteja pronto para esfoliar naturalmente.

Quando confrontados com uma polpa infetada e/ou necrótica em dentes decíduos, os médicos dentistas têm duas opções: a primeira é extrair o dente e fornecer um mantenedor de espaço para preservar o espaço para o sucessor permanente em erupção, e a outra opção inclui a remoção de restos de polpa e obturação do canal radicular seguida de reconstrução da coroa. A ausência de tratamento não é uma opção, pois pode causar danos ao dente sucessor.

Atualmente, a endodontia clínica utiliza vários procedimentos que se baseiam na capacidade de reparação, por exemplo, o capeamento pulpar direto, a apexogénese, a apexificação e até a regeneração pulpar.

Embora tradicionalmente tenha sido utilizada uma técnica de apexificação de múltiplas visitas para criar uma barreira apical num dente imaturo com um ápice aberto, esta técnica deixa as paredes dentinárias fracas e passíveis de fratura. A regeneração da polpa dentária neste caso assegurará um aumento tanto do comprimento como da espessura das paredes dentinárias, proporcionando assim uma opção de tratamento ideal. A importância da vitalidade da polpa em dentes maduros pode ser entendida a partir da lógica biológica da endodontia regenerativa, que é prevenir ou tratar a periodontite apical.

O conceito de endodontia regenerativa é amplo e engloba uma grande variedade de estratégias para traduzir clinicamente a nossa compreensão biológica da regeneração da polpa em abordagens melhoradas de gestão dos doentes. Assim, estas estratégias vão desde o enfoque em protocolos clínicos para aproveitar a capacidade natural de cicatrização de feridas da polpa, através de intervenções para promover a revascularização de um canal radicular vazio.

O objetivo da endodontia regenerativa é restabelecer a função normal da polpa em dentes necróticos e infectados, o que resultaria no restabelecimento das funções protectoras, incluindo a imunidade inata da polpa, a reparação da polpa através da mineralização e a sensibilidade da polpa através da regeneração do tecido semelhante à polpa, idealmente o complexo dentina-polpa.

História

A história da endodontia começa no século XVII. Desde então, registaram-se numerosos avanços e desenvolvimentos, e a investigação tem prosseguido continuamente.

Em 1725, Lazare Riviere introduziu a utilização do óleo de cravinho pelas suas propriedades sedativas. Em 1746, Pierre fauchard descreveu a remoção do tecido pulpar.

Em 1820, Leonard Koecker cauterizou a polpa exposta com um instrumento aquecido e protegeu-a com uma folha de chumbo.

Em 1836, Sheariashub, Spooner recomendou o trióxido de arsénio para a revitalização da polpa.

Em 1838, Edwin Maynard, de Washington, D.C., apresentou o primeiro instrumento de canal radicular, que criou limando uma mola de relógio.

Em 1847, Edwin Truman introduziu a guta-percha como material de obturação.

Em 1908, o Dr. Meyer L. Rhein, um médico e dentista de Nova Iorque, introduziu uma técnica para determinar o comprimento do canal e o nível de obturação.

Mais ou menos na mesma altura, G.V. Black sugeriu um controlo de medição para determinar o comprimento do canal e o tamanho do forame apical, de modo a evitar o enchimento excessivo.

A primeira menção de tratamento pulpar em dentes decíduos foi em 1872. Eles devem ser tratados da mesma forma que os dentes permanentes. Uma única aplicação da preparação arsenical de uso comum matará a vitalidade da polpa na coroa o suficiente para permitir a sua remoção no dia seguinte. Depois disso, a cavidade da pupila e a tampa devem ser preenchidas.

Os seus dentes definitivos

Dentes permanentes jovens O estágio de maturação dos dentes permanentes imaturos com doença endodôntica precisa ser considerado antes de se fazer uma recomendação de tratamento. E antes de se familiarizar com os procedimentos pulpares em dentes permanentes jovens, é necessário conhecer bem os dentes permanentes jovens.

Dentes permanentes jovens ou dentes imaturos são aqueles dentes recentemente erupcionados, nos quais ainda não ocorreu o fechamento apical fisiológico normal da raiz.

O desenvolvimento fisiológico normal da raiz e o fecho do ápice dos dentes permanentes podem demorar 2 a 3 anos após a erupção. Esses dentes estão em fase de desenvolvimento em crianças a partir dos 6 anos de idade até meados da adolescência. O dente humano com ápice imaturo é um órgão em desenvolvimento[84]. Quando um dente permanente irrompe pela primeira vez na boca, apenas cerca de dois terços do comprimento da raiz estão formados[85].

Estes dentes imaturos têm uma grande câmara pulpar, canais radiculares largos e as suas raízes são de paredes finas. Nestas situações, está presente um ápice radicular largo e aberto, rodeado por uma borda fina e regular de dentina, e também têm bulas dentinárias largas que são frequentemente sensíveis a qualquer lesão cariosa progressiva e trauma [85].

A conclusão do desenvolvimento da raiz e o fecho do ápice ocorre até 3 anos após a erupção da raiz O desenvolvimento da raiz começa quando a formação do esmalte e da dentina atinge a junção futuro-esmalte. Nesta fase, o epitélio interno e externo do esmalte desenvolve-se como uma parede de duas camadas para formar a bainha epitelial radicular de Hertwig, que é responsável por determinar a forma da raiz ou raízes[84].

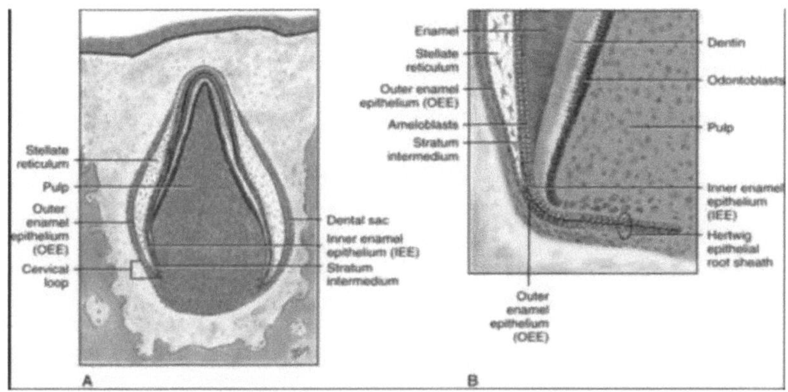

A lesão apical devido a trauma ou lesão cariosa profunda que ocorre antes da conclusão da raiz é comum e leva à paragem do desenvolvimento do dente, uma vez que a maturação cessa, deixando um dente imaturo com uma raiz curta, paredes frágeis e um grande espaço pulpar que é facilmente contaminado por bactérias, que podem entrar através dos túbulos dentinários expostos[86,87].

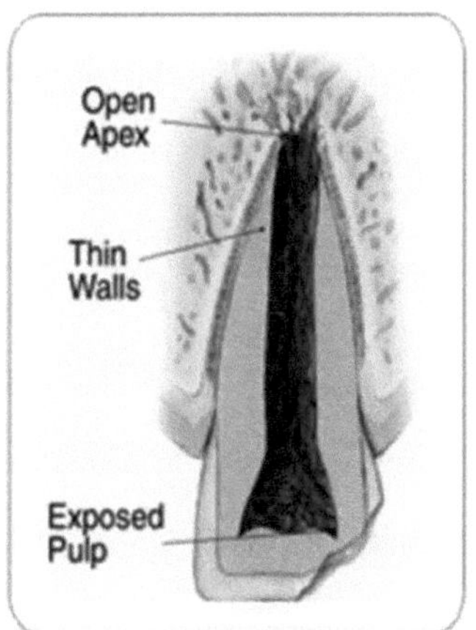

Embora a bainha radicular de Hertwig seja sensível ao trauma, devido ao alto grau de vascularização e celularidade na região apical, a formação da raiz pode continuar mesmo na presença de inflamação pulpar e necrose.[86] Devido ao importante papel da bainha de Hertwig na continuação do desenvolvimento radicular após lesão pulpar, devem ser feitos todos os esforços para manter a sua viabilidade, uma vez que é uma fonte de células indiferenciadas que poderiam dar origem à formação de tecido duro e também protege contra o crescimento de células do ligamento periodontal para o interior do canal radicular, o que resultaria na formação de osso intracanal e interromperia o desenvolvimento radicular.[88]

A destruição completa da HERS resulta na cessação do desenvolvimento normal da raiz, uma vez que a diferenciação dos odontoblastos é afetada, mas a deposição de tecido duro na região apical pode ser formada por cementoblastos, fibroblastos do folículo dentário e do ligamento periodontal que sofrem diferenciação após a lesão.[88]

Assim, a terapia pulpar durante as fases de maturação dos dentes permanentes é efectuada com o objetivo de preservar a vitalidade da polpa e permitir a continuação da maturação.

Uma população de células estaminais mesenquimais (MSCs) que residem na papila apical de dentes incompletamente desenvolvidos, denominadas células estaminais da papila apical (SCAP), parecem ser a fonte de células que se diferenciam em células semelhantes a odontoblastos e produzem tecido semelhante à dentina em sistemas de estudo in vitro e in vivo e são responsáveis pela formação da dentina radicular e a conservação destas células estaminais durante o tratamento de dentes imaturos pode permitir a formação contínua da raiz[89,90].

MATURE TEETH	IMMATURE TEETH
1.There is generalized loss and flattening of Visible 2.Attrition or wear of occlusal surfaces and proximal contacts as a result of mastication, Mammelons absent. 3.Localized increase of elements such as nitrogen and fluorine found in superficial layer of enamel of older teeth, enamel becomes less permeable with advancing age. 4.Secondary dentine present. Sclerotic and reparative may also be present. 5.Mature pulp has decreased number of differentiated cells, undifferentiated cells in the pulp. • Low vascularity, high vascularity, • High calcium and phosphorus content • increase in fibrous elements with age	1.Surfaces of recently erupted teeth are covered by pronounced enamel rods and perikymata. 2.No attrition present, Mammelons clearly visible. 3.Surface of enamel work semipermeable membrane; Slow passage of water from surrounding and substances having small molecular size to pass through pores. 4.Primary dentine is present, which is composed of mantle and circumpulpal dentine. 5.Young pulp has high number of undifferentiated cells, • High cellular content • High vascularity • Low calcium and phosphorus content.

MICROFLORA DO DENTE PERMANENTE JOVEM

Uma proporção significativamente maior de dentes totalmente erupcionados está livre de placa bacteriana em comparação com os dentes parcialmente erupcionados.

Verificou-se que os dentes totalmente erupcionados produziram um maior número e proporção de Streptococcus mutans, enquanto os dentes parcialmente erupcionados produziram Actinomyces Israeli. Foram isolados números e proporções significativamente maiores de S. salivarius de dentes parcialmente erupcionados com manchas brancas, em comparação com o maior número de Streptococcus mutans em dentes totalmente erupcionados com manchas brancas.

Foi demonstrada uma janela de infecciosidade entre os 7 e os 31 meses, quando a criança corre um maior risco de contrair infecções. A segunda janela de infecciosidade está presente na dentição permanente jovem entre os 6-12 anos de idade [84,67,68].

CONSIDERAÇÃO ENDODÔNTICA:

A avaliação da vitalidade da polpa é um aspeto de diagnóstico importante antes de qualquer procedimento pulpar. Os testes de sensibilidade da polpa incluem testes térmicos e eléctricos, que extrapolam a saúde da polpa a partir da resposta sensorial. Os testes de vitalidade da polpa tentam examinar a presença de fluxo sanguíneo pulpar, uma vez que este é visto como uma melhor medida da verdadeira saúde do que a sensibilidade. A fluxometria Laser Doppler e a pulsoximetria são exemplos de testes de vitalidade.[91,92]

Os dentes permanentes imaturos não estão totalmente inervados com axónios alfa-mielinizados: os componentes neurais responsáveis pela resposta à dor pulpar.[93] Este número reduzido de receptores de dor torna-os menos sensíveis aos estímulos, dando resultados falsos negativos nos testes térmicos e eléctricos da polpa. Por isso, é necessário utilizar métodos que testem a circulação da polpa, incluindo a fluxometria Doppler laser, a oximetria de pulso e a pletismografia"[93], que serão discutidos mais adiante.

Os dentes permanentes jovens são mais sensíveis às cáries dentárias do que os dentes que permaneceram livres de cáries durante alguns anos após a erupção. Assim, os procedimentos preventivos, como os selantes de fossas e fissuras e as restaurações preventivas de resina, podem ser aplicados nesta fase . A aplicação de selantes é uma forma segura e indolor de proteger os dentes permanentes jovens da cárie, sendo frequentemente aplicados assim que os dentes permanentes começam a nascer.

Inúmeros factores podem afetar a saúde pulpar dos dentes, mas as duas principais condições prejudiciais para os dentes permanentes jovens são: 1. cáries profundas e 2. lesões traumáticas.

Isso muitas vezes leva à necrose pulpar e à parada do desenvolvimento dentário do dente imaturo envolvido. Os forames apicais abertos, os canais com conicidade inversa (blunderbuss) e as paredes dentinárias finas resultantes representam grandes preocupações clínicas quando um dente incompletamente desenvolvido não consegue amadurecer

A palavra "blunderbuss" refere-se basicamente a uma arma do século XVIII com um cano curto e largo. A sua origem vem da palavra holandesa "DONDERBUS" que significa "arma de trovão". As paredes do canal anal são divergentes e alargadas, mais especialmente na direção vestibulolingual. O ápice é em forma de funil e tipicamente mais largo do que o aspeto coronal do canal.[94]

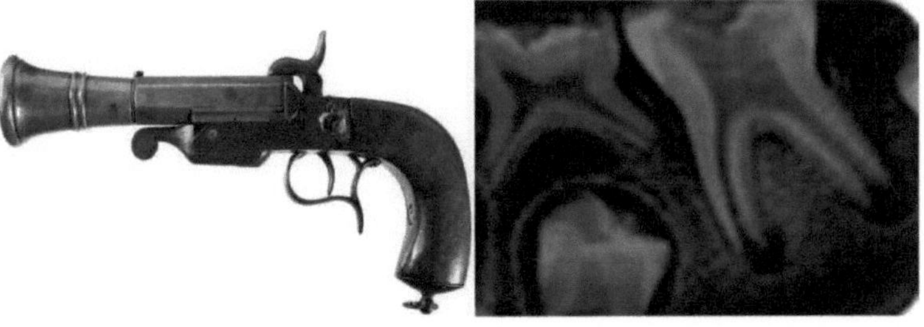

Os canais de um dente imaturo que não amadurece podem ser de duas

configurações: "blunderbuss" e "non-blunderbuss"[86].

BLUDERBUSS	NON-BLUNDERBUSS
The walls of canal are divergent and flaring (in bucco-lingual direction). Apex is funnel shaped and wider than the coronal aspect of the canal. Open Apex Thin Walls	The walls of the canals may be parallel to slightly convergent as the canal exits the root. Apex can be broad or tapered. Closed Apex Thick Walls

Desenvolvimento completo: O ápice aberto ocorre tipicamente quando a polpa sofre necrose como resultado de cárie ou trauma, antes que o crescimento e o desenvolvimento da raiz estejam completos (ou seja, durante os estágios 1-4 de Cvek). Algumas outras causas de desenvolvimento incompleto são - Dens in dente, Displasia dentinária (tipo II).

Um ápice aberto também pode ocasionalmente formar-se num ápice maduro (estágio 5) como resultado de uma extensa reabsorção apical devido a tratamento ortodôntico, patose periapical ou trauma, ressecção da extremidade da raiz durante a cirurgia perirradicular, instrumentação excessiva em casos de estabelecimento de drenagem através dos canais radiculares, uma constrição apical pode, por vezes, ser inadequadamente removida[86].

De acordo com a largura do forame apical e o comprimento da raiz, Cvek classificou 5 estágios de desenvolvimento radicular.[86]

Fase 1 Dentes com abertura apical largamente divergente e um comprimento radicular estimado em menos de metade do comprimento radicular final.

Fase 2- Dentes com abertura apical divergente e um comprimento radicular estimado em metade do comprimento radicular final.

Estágio 3 - Dentes com abertura apical divergente e um comprimento radicular estimado em dois terços do comprimento radicular final.

Estágio 4- Dentes com forame apical bem aberto e comprimento radicular quase completo.

Estágio 5 - Dentes com forame apical fechado e desenvolvimento radicular completo.

Classificação de Cvek do desenvolvimento radicular.

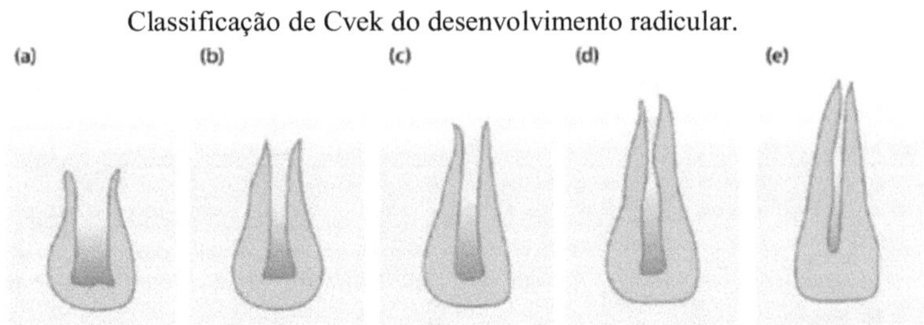

O principal objetivo no tratamento de um dente imaturo é manter um órgão formador de raiz vital, durante o maior tempo possível, para permitir a formação de raiz apical fisiológica.[95] Se isto acontecer, o resto do tratamento segue o tratamento endodôntico de rotina.

A segunda consideração importante no tratamento de dentes imaturos é manter o procedimento cirúrgico tão superficial quanto possível, com instrumentação mínima para não perturbar as raízes ainda não totalmente formadas[95].

Polpa dentária

Definição: O tecido conjuntivo especializado com uma disposição anatómica única é determinado pela sua posição no interior da câmara e pelo seu papel na formação de tecido duro nas paredes dessa câmara.[85]

DESENVOLVIMENTO:

A polpa tem a sua génese durante o início do desenvolvimento do dente, por volta da sexta semana de vida intra-uterina[84].

O início e a progressão do desenvolvimento do dente dependem da sinalização celular bidirecional entre o epitélio oral e o mesênquima circundante. Os dentes desenvolvem-se a partir de dois tipos de células, as células epiteliais orais e as células mesenquimatosas, que acabam por formar o órgão do esmalte e a papila dentária, respetivamente[96].

As células ectomesenquimatosas condensadas, denominadas papila dentária, formam a dentina e a polpa. A papila dentária é separada do órgão do esmalte por uma lâmina basal e é chamada de polpa dentária. A polpa é ativa durante o desenvolvimento e erupção do dente, permanece produtiva durante toda a vida, formando dentina secundária e também capaz de responder a estímulos de cáries, traumatismos e procedimentos restauradores, produzindo dentina terciária.[96]

ANATOMIA

O espaço ocupado pela polpa é a cavidade pulpar, que se divide em[84,85] Porção coronal (câmara pulpar)

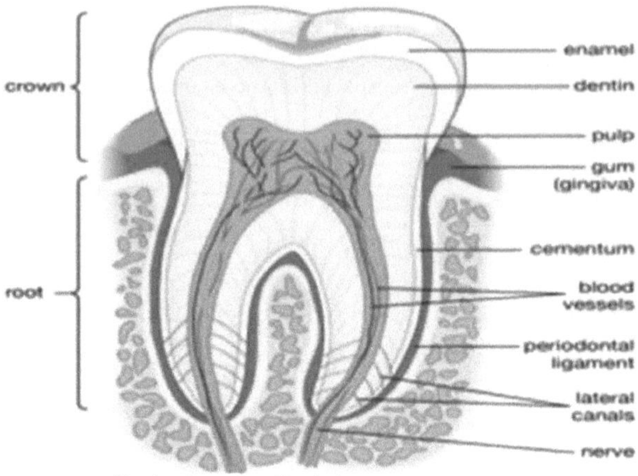

Porção radicular (canal radicular)

A porção coronal da polpa tem a forma geral da coroa anatómica e, sob as cúspides, a câmara estende-se em cornos. O número de cornos pulpares é igual ao número de cúspides.

Existem seis superfícies na polpa coronal:

- Oclusal ou do teto ou pulpar
- Pavimento ou subpulpar
- Mesial
- Distal
- Bucal
- Lingual ou palatal

A polpa que está presente na raiz do dente é chamada de polpa radicular e termina no forame apical (que geralmente está ausente em dentes imaturos). Nessa constrição apical do canal radicular, ela se torna contínua com os ligamentos periodontais, onde a polpa e o periodontaligamento se encontram e os nervos e vasos entram e saem dos dentes. Isto significa que a polpa está rodeada de dentina em todos os lados, exceto no forame apical.

Durante a formação da raiz, a abertura apical é larga e, à medida que o crescimento prossegue, mais dentina é formada e a dentina da raiz é completamente formada, o forame apical e o canal pulpar tornam-se mais estreitos.

No dente em desenvolvimento, o forame apical é grande e localizado centralmente. À medida que o dente completa o seu desenvolvimento, o forame apical torna-se mais pequeno em diâmetro e mais excêntrico em posição. Se mais do que um forame estiver presente numa raiz, o maior é designado como forame apical e os outros como forames acessórios.

Zonas de pasta de papel[9684]

A partir da periferia, a pasta divide-se em quatro zonas:

1. Zona odontoblástica, que circunda a periferia da polpa
2. Sem células
3. Zona rica em células
4. Zona central

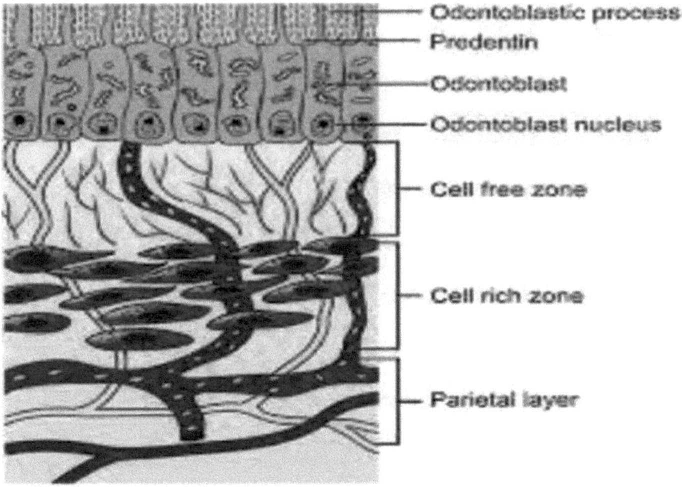

COMPOSIÇÃO:

A polpa dentária é um tecido conjuntivo frouxo constituído por uma combinação de células embebidas numa matriz intracelular de fibras num gel semi-fluido.[85,96] Contém 75% de água e 25% de matéria orgânica por peso.

MATRIZ INTRACELULAR - Constituída por um grupo de polissacáridos e proteínas segregados pelas células do tecido e reunidos num complexo.

A matriz extracelular forma um arcabouço que estabiliza a estrutura do tecido. A matriz desempenha um papel ativo no controlo da atividade das células no seu interior e afecta o seu desenvolvimento, migração, forma e função.

FIBRAS

1. Os tipos I (60%) e III (40%) apresentam-se sob a forma de fibrilhas.

2. Colagénio tipo V e tipo VI - Pequenas quantidades
3. Tipo IV - não fibroso e presente na membrana basal dos vasos sanguíneos.

Fibronectina uma glicoproteína encontrada em toda a polpa, que ancora as células e determina a sua forma.

MATRIZ NÃO FIBROSA

- Glicosaminoglicanos (GAG) - na polpa imatura, o sulfato de condroitina é o principal GAG presente, sendo o ácido hialurónico apenas um componente menor.
- Na polpa madura - 60% de ácido hialurónico, 20% de sulfato de dematan, 12% de sulfato de condroitina e o restante de sulfato de heparina.
- Proteoglicanos - Glicosaminoglicanos ligados ao núcleo proteico. Contribuem para o volume da matriz
- Glicoproteínas - em maior concentração perto da camada de odontoblastos, envolvidas na deposição de dentina, por exemplo, colagénio, fibronectina e tenascina. Responsável pela adesão célula-a-célula. A membrana basal das células epiteliais da polpa, as células de Schwann e as células endoteliais, consistem numa rede criada a partir do colagénio IV.

ODONTOBLASTO - a segunda célula mais proeminente na polpa e reveste a periferia da polpa adjacente à predentina, que é a zona odontogénica da polpa.

FUNÇÕES

- Formação de dentina.
- A camada odontoblástica actua como um seletivo para as toxinas que se aproximam

da polpa.

- Produz mediadores pró-inflamatórios em resposta a toxinas bacterianas.
- Actua como recetor sensorial, transmitindo informações da dentina externa para as fibras nervosas da polpa periférica

No dente completamente desenvolvido, estas células continuam a depositar dentina secundária ao longo da vida e sobrevivem enquanto o dente permanecer vital. Se o dente for submetido a um insulto severo, como a cárie dentária, os odontoblastos respondem formando dentina reactiva.

CÉLULAS MESENQUÍMICAS NÃO DIFERENCIADAS - as células primárias na polpa imatura muito jovem, mas algumas são vistas nas polpas após a conclusão da raiz. O seu número diminui na velhice.

Encontram-se na zona rica em células e espalhadas pela área central da polpa.
FUNÇÃO - são células totipotentes e, quando necessário, podem transformar-se em odontoblastos, fibroblastos ou macrófagos. Formam tecido calcificado quando o hidróxido de cálcio é colocado em contacto direto com a polpa durante o tratamento de dentes imaturos com o ápice aberto.

CÉLULAS DE DEFESA - As células que actuam como células de defesa da polpa são os plasmócitos, histiócitos ou macrófagos e os elementos vasculares incluem os neutrófilos (PMNs), eosinófilos, basófilos, linfócitos e monócitos. Estas últimas células emigram dos vasos sanguíneos pulpares e desenvolvem caraterísticas em resposta à inflamação.

No caso de uma inflamação pulpar, os histiócitos ou macrófagos exibem grânulos e vacúolos no seu citoplasma, e os seus núcleos aumentam de tamanho e exibem um nucléolo proeminente e estão associados a todos os vasos sanguíneos e capilares. Estes estão envolvidos na eliminação de células mortas e na remoção de bactérias.

Linfócitos e eosinófilos são encontrados extravascularmente na polpa normal, mas durante a inflamação, eles aumentam visivelmente em número. Os mastócitos também são vistos ao longo dos vasos na polpa inflamada.

As células plasmáticas são observadas durante a inflamação da polpa e são responsáveis pela produção de anticorpos.

Nos dentes não irrompidos ou recém-erupcionados, observam-se algumas acumulações focais de células linfóides que actuam na captura de antigénio estranho e na sua apresentação às células T.

SUBSTÂNCIA INTERCELULAR: É constituída por substância moída e fibras.

A substância intercelular é densa e de natureza gelatinosa, variando em aparência de finamente granular a fibrilar, e parece mais densa em algumas áreas, com espaços claros deixados entre vários agregados. É composta por mucopolissacáridos ácidos e por compostos polissacáridos proteicos (glicosaminoglicanos e proteoglicanos). Substância fundamental composta por mucopolissacáridos. Glicosaminoglicanos, glicoproteínas, água e condroitina A, condroitina B e ácido hialurónico. A substância intercelular suporta as células e actua como meio de suporte de nutrientes da vasculatura para as células, bem como para o transporte de metabolitos das células para os vasos sanguíneos.

INERVAÇÃO DA POLPA

O suprimento arterial da polpa origina-se da artéria alveolar superior posterior, infraorbital e ramos alveolares inferiores. Embora os ramos das artérias alveolares supram tanto o dente quanto seus tecidos de suporte, aqueles que entram na polpa são diferentes em estrutura dos ramos para o periodonto. Pequenas artérias e arteríolas entram pelos forames apicais e seguem uma rota direta para a polpa coronal. Ao longo do seu trajeto, dão origem a numerosos ramos (canais laterais e acessórios).

O fluxo sanguíneo pulpar é mais rápido do que na maioria das áreas do corpo e, por isso, a pressão pulpar está entre as mais elevadas dos tecidos do corpo. As maiores artérias da polpa humana têm 50 a 100 micrómetros de diâmetro. Veias e vénulas maiores do que as artérias também aparecem na região central da polpa radicular. Elas medem de 100 a 150 micrómetros de diâmetro.

VASOS LINFÁTICOS:

Os capilares linfáticos juntam-se como vénulas ou veias linfáticas de paredes finas na polpa central. Caracterizam-se ainda pela ausência de glóbulos vermelhos e pela presença de linfócitos. Os que drenam os dentes anteriores passam para os gânglios linfáticos submentais; os dos dentes posteriores passam para os gânglios linfáticos submandibulares e cervicais profundos.

NERVOS:

A polpa dentária é ricamente inervada. Os nervos entram pelo forame apical juntamente com os vasos sanguíneos aferentes. As grandes fibras mielinizadas medeiam a sensação de dor que pode ser causada por estímulos externos. Os axónios periféricos formam uma rede ou plexo de nervos localizados numa zona sem células, também conhecida como plexo subodontoblástico de Rashkow. Os feixes nervosos são constituídos principalmente por nervos aferentes sensoriais do nervo trigémeo e por ramos simpáticos do gânglio cervical superior.

INERVAÇÃO DOS DENTES[98]

A inervação sensorial dos dentes termina principalmente na camada coronal de odontoblastos, pré-dentina e dentina interna.

Principalmente 2 tipos de fibras nervosas - fibras A (maiores) e fibras C (mais pequenas)

Fibras de tipo A

- Alfa
- Beta
- Gama

Transmitir impulsos de toque, pressão e propriocepção

Delta - transporta impulsos de dor. Especialmente quando a dentina é exposta pela primeira vez à condução de dor aguda, picada e localizada. Também conduz o tato, o calor e o frio.

Fibras de tipo C

São condutores não mielinizados, mais lentos e de menor diâmetro (2 mm) e estão associados à condução de dor difusa e baça. Também conduzem comichão, calor e frio.

A-Beta fibres	A-Delta fibres	C fibres
Myelinated nerve fibres	Myelinated	Non-myelinated
Proprioceptive fibres that feel pressure and touch sensation, hence helping in locatingpain.	Faster conduction of pain, sharp pricking sensation to mechanical stimuli.	Dull aching pain stimulated due to inflammation of the pulp or pulpal pathology. Stimulated by thermal and chemical stimulus, slowtransmitting.
Present within the periodontal space (absent in pulp hence not able to locate pulpal pain until the affects the pdl space)	Located in the peripheral area of pulp and below odontoblasts circumventing the odontoblastic processes	Located in the centre of the pulp.

FUNÇÕES DA PASTA [84,85,97,99]

A polpa tem várias funções, nenhuma das quais é mais importante do que fornecer vitalidade aos dentes. A perda da polpa após o tratamento do canal radicular não significa que o dente será perdido, mas sim que funcionará sem dor. dente perdeu o seu mecanismo de proteção que a polpa proporciona.

Segundo Weine:

- Formativo
- Nutritivo
- Função Nervosa

- Função defensiva

Outra função mencionada por Orban é - Indutiva

INDUTIVO: Induz a diferenciação do epitélio oral em lâmina dentária e a formação de órgãos de esmalte e inicia a formação de dentes.

FORMATIVO: Produz a dentina que envolve e protege a polpa.

NUTRITIVO: transporta oxigénio e nutrição para o dente em desenvolvimento e em funcionamento. **PROTECTORA:** Responde a estímulos como o calor, o frio, a pressão, os procedimentos operatórios de corte e os agentes químicos e calcifica os túbulos que protegem a polpa da invasão de bactérias e dos canais bacterianos.

REPARAÇÃO: A polpa tem capacidades reparadoras notáveis como resposta a vários factores mecânicos, térmicos, químicos ou bacterianos, produzindo dentina reparadora e formação de dentina esclerótica, um processo de deposição de minerais nos túbulos. A polpa tem macrófagos, linfócitos, neutrófilos, monócitos, plasma e mastócitos, que ajudam no acesso de reparação da polpa.

Irritantes pulpares

1. Físico

(a) **Mecânica**

(i) Trauma

- Acidental (desportos de contacto)

- Procedimentos dentários iatrogénicos (durante a preparação de cavidades ou coroas)

(ii) Desgaste patológico (atrito, abrasão, etc.)

(iii) Fissura no corpo do dente (síndrome do dente fendido)

(iv) Alterações barométricas (barodontalgia)

(b) **Térmica**

(i) Calor da preparação da cavidade, a baixa ou alta velocidade

(ii) Calor exotérmico da presa do cimento

(iii) Condução do calor e do frio através de recheios profundos sem base de proteção

(iv) Calor de fricção causado pelo polimento de uma restauração

(c) **Eléctrica** (corrente galvânica de obturações metálicas diferentes)

2. Química

(a) Ácido fosfórico, monómero acrílico, etc.

(b) Erosão (ácidos)

3. Bacteriana

(a) Toxinas associadas à cárie

(b) Invasão direta da polpa devido a cáries ou traumatismos

(c) Colonização microbiana na polpa por microrganismos de origem sanguínea[96]

- De acordo com o Harty's-

- Os irritantes pulpares podem ser cáries dentárias, fugas bacterianas à volta de restaurações, lesões traumáticas ou exposição à dentina. A principal causa de lesão pulpar é a cárie dentária. Quando a cárie dentária afecta a dentina, os odontoblastos respondem com esclerose tubular e formação de dentina de irritação.

- A esclerose tubular é uma forma acelerada de dentina peritubular, mas o processo continua mais longe do que o normal com a inclusão completa dos túbulos afectados por cristais de apatite. É um mecanismo normal e ocorre nas extremidades distais dos processos odontoblásticos. Esta dentina é mais altamente mineralizada do que a dentina original. A dentina de irritação é uma forma acelerada de dentina secundária regular e está confinada aos túbulos afectados por lesões cariosas.[100] A preparação da dentina com instrumentos rotatórios pode ter um efeito prejudicial na polpa. O preparo cavitário sem aspersão de água causa danos pulpares. A área de dentina exposta pode causar exposição dos túbulos dentinários. As cavidades pequenas são provavelmente menos prejudiciais para a polpa do que as grandes. A secagem prolongada das cavidades provoca a aspiração de odontoblastos, mas não há danos permanentes na polpa. Os preparos cavitários com peça de mão de alta velocidade usando spray de ar-água diminuem a temperatura pulpar porque o spray de água é mais frio do que a temperatura pulpar. Uma técnica de "campo lavado" foi recomendada por Zach e Cohen, na qual a superfície do dente é exposta ao spray de ar-água 5 minutos antes do corte. Após o corte inicial, a broca é levantada da superfície por 1 segundo, seguido de 4 segundos de corte[96].

Classificação das doenças da polpa

Seltzer e Bender encontraram pouca correlação entre os sintomas clínicos e a aparência histológica, mas afirmaram que uma classificação clínica é justificada. Correlacionaram os resultados dos testes clínicos da polpa com o diagnóstico histológico, como se segue:

(a) Tratável sem extirpação da polpa e terapia de canais radiculares:

- Polpa intacta e não inflamada
- Fase de transição
- Polpa atrófica
- Pulpite aguda
- Pulpite parcial crónica sem necrose

(b) Não tratável sem extirpação da polpa e terapia de canal:

- Pulpite parcial crónica com necrose
- Pulpite total crónica
- Necrose pulpar total

POLPA INTACT-UNINFLAMED - Polpa em que as células parecem estar inalteradas.

POLPA INTCACT COM CÉLULAS INFLAMATÓRIAS CRÓNICAS DISPERSAS

(Estágio transitório) - Polpa na qual se detectam células inflamatórias crónicas, mas que não se encontram em quantidade suficiente para serem consideradas como exsudados inflamatórios. Nas polpas de dentes com lesões cariosas profundas, as células inflamatórias crónicas encontram-se dispersas por toda a porção da polpa sob os túbulos dentinários afectados. Essas células também são encontradas em dentes submetidos a procedimentos operatórios nos quais a dentina reparadora foi elaborada como resultado de abrasão, atrito, cárie ou doença periodontal.

PULPA ATRÓFICA (PULPOSE) - A polpa parece ser mais pequena do que o normal e tem uma grande quantidade de espaço preenchido com dentina reparadora. Os canais radiculares estão estreitados. Há uma redução do tamanho e do número de células e, na maioria das polpas, há um aumento do número de colagénio e da distribuição das fibras de colagénio.

PULPITE AGUDA - Ocorre como sequela de vários procedimentos operatórios, incluindo exposições mecânicas da polpa e também da exposição dos canais laterais na doença periodontal. Após a pulpotomia, a porção coronal da polpa fica agudamente inflamada. A pulpite aguda raramente causa dor. O desenvolvimento de sintomas dolorosos está relacionado com o bloqueio do orifício coronal através do qual ocorre a drenagem de exsudados. Assim, quando se desenvolve dor, a condição histológica pode ser referida como uma exacerbação aguda de uma inflamação crónica.

PULPITE CRÓNICA - Desenvolve-se a partir de cáries dentárias profundas não tratadas, exposições pulpares, procedimentos operatórios, lesões periodontais dentárias profundas e movimentos dentários ortodônticos excessivos. Em dentes jovens com suprimento sanguíneo máximo para a polpa, o tecido exposto cronicamente inflamado pode ser irritado pelas bordas ásperas da cavidade e o tecido granulomatoso em proliferação pode crescer para fora da câmara pulpar.

O tecido granulomatoso simula então o tecido gengival e estes pólipos pulpares são inervados mas não são sensíveis **(pulpite hiperplásica crónica)**.

As inflamações pulpares confinadas a uma pequena região coronal e que não se estendem para além da porção coronal da polpa são designadas **por pulpite parcial crónica**.

Quando toda a polpa, incluindo as porções coronais e radiculares, está inflamada, designa-se por

pulpite total crónica

POLPA NECRÓTICA - Polpa dos dentes em que as células pulpares morreram em resultado de coagulação ou liquefação.

Classificação da terapia pulpar

Para manter a estética e as anomalias da fala

A terapia pulpar em dentes permanentes jovens pode ser classificada de acordo com a vitalidade pulpar.[1]

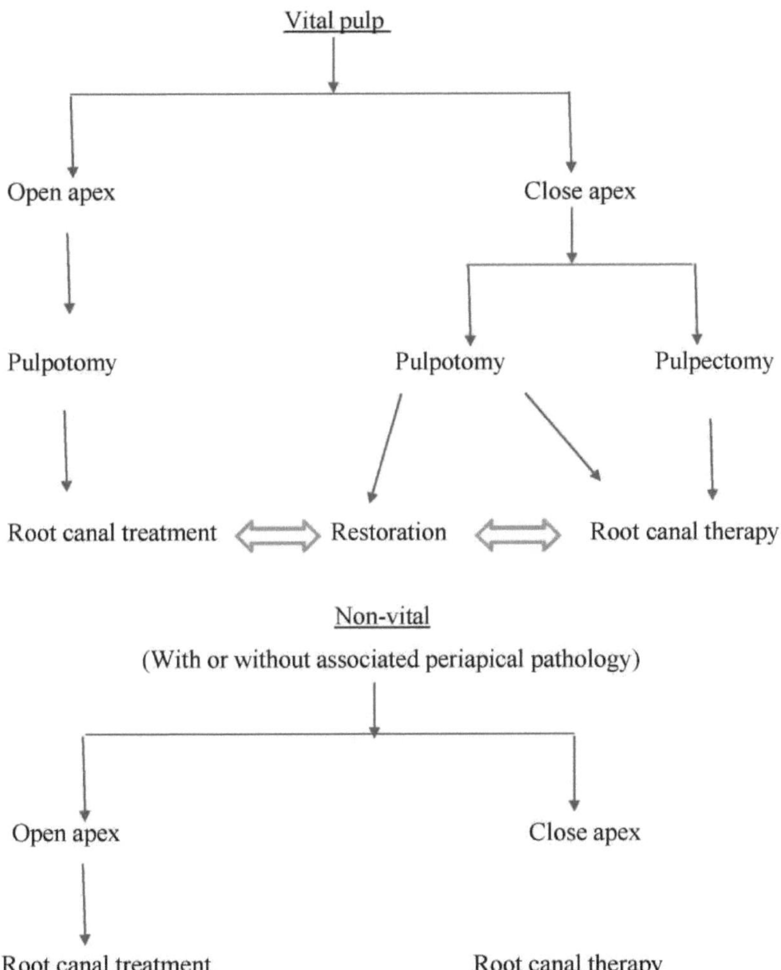

Foi apresentado um fluxograma para facilitar a tomada de decisões ou a seleção de casos para o tratamento de dentes permanentes com desenvolvimento radicular incompleto[71]

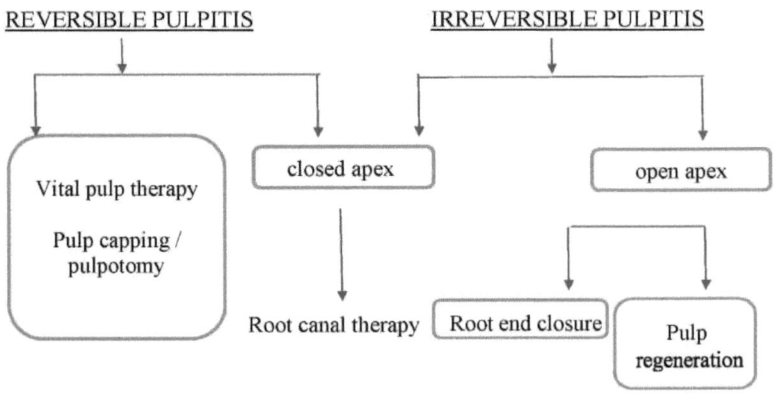

Tratamento de dentes vitais

A terapia da polpa vital é amplamente definida como o tratamento iniciado para preservar e manter o tecido pulpar em estado saudável, tecido que foi comprometido por cáries, trauma ou procedimentos restauradores.[102] Como a polpa vital é capaz de demonstrar mecanismos de defesa imunológica competentes, é desejável preservar a vitalidade de uma polpa exposta, uma vez que a sua retenção é crucial para a sobrevivência do dente a longo prazo.

As células de defesa na polpa dentária e os potenciais novos odontoblastos podem formar dentina reparadora, mantendo a vitalidade da polpa[101]. Como a polpa é necessária para a formação de dentina, se houver perda de vitalidade da polpa no dente permanente jovem antes do comprimento da raiz estar completo, pode levar a um dente com uma relação coroa/raiz pobre. A necrose pulpar antes da conclusão da deposição de dentina dentro da raiz deixa uma raiz fina mais propensa à fratura em caso de trauma.

Foi observado que, quando é induzida uma inflamação local na polpa, a pressão do tecido aumenta apenas na área inflamada. Este fluido é absorvido pelos capilares dos tecidos adjacentes não inflamados, resultando num aumento da drenagem linfática. Assim, a cura geralmente prevalece quando os agentes lesivos são removidos e medidas terapêuticas são instituídas[101].

A terapia da polpa vital é o tratamento de uma polpa exposta ou quase exposta por um medicamento para reparar e manter a sua vitalidade.

Inclui o seguinte tratamento -

- Encerramento indireto da pasta
- Encerramento direto da pasta

- Pulpotomia
- Apexogénese

MATERIAIS PARA TERAPIA DA POLPA VITAL

Caraterísticas do material de revestimento da pasta de papel

- ➢ Estimular a formação de dentina reparadora
- ➢ Manter a vitalidade da polpa
- ➢ Liberta flúor para prevenir cáries secundárias
- ➢ Bactericida ou bacteriostático
- ➢ Estéril
- ➢ Radiopaco
- ➢ Fornecer escala bacteriana
- ➢ Aderir à dentina
- ➢ Aderir ao material de restauração
- ➢ Resistir às forças durante a colocação da restauração
- ➢ Deve resistir às forças sob a restauração durante o tempo de vida da restauração Os materiais utilizados para a proteção da polpa são

- Hidróxido de cálcio
- Óxido de zinco eugenol
- Cimento de ionómero de vidro
- Cianoacrilatos
- Timol

- Cimentos de policarboxilato Fosfato tricálcico
- Resina resorcinol
- Bio-dentina
- MTA

Todos estes materiais levam à formação de dentina reparadora e diminuem a permeabilidade da dentina. O óxido de zinco eugenol tem um efeito sedativo, paliativo e obtundante; no entanto, observou-se que a polpa sob o óxido de zinco eugenol apresenta uma inflamação crónica com menor probabilidade de formação de pontes.

Foi demonstrado que o hidróxido de cálcio aumenta o pH da dentina residual, diminui a permeabilidade dos túbulos dentinários e aumenta a remineralização. Foi observada uma formação mais ampla e precoce de dentina reparadora em comparação com outros materiais.

Outros materiais também são bem sucedidos na formação de dentina reparadora

Os agentes de ligação à dentina também têm sido utilizados para o tratamento direto e indireto da polpa. Novas estratégias que utilizam moléculas bioactivas, como a proteína da matriz do esmalte ou o TGF beta, têm sido utilizadas experimentalmente para estimular a dentina terciária e diminuir a permeabilidade da dentina, mas não estão a ser utilizadas clinicamente. A dentina também pode ser utilizada como agente de capeamento da polpa porque as moléculas bioactivas libertadas pela dentina podem promover a dentinogénese. Quando a dentina desmineralizada com EDTA foi utilizada como material de capeamento pulpar, formaram-se células semelhantes a odontoblastos e dentina reparadora.

Encerramento indireto da pasta

O capeamento pulpar indireto implica o tratamento de polpas que não estão expostas e que podem estar próximas da exposição, enquanto o tratamento pulpar indireto é uma técnica em que se faz um esforço para evitar a exposição pulpar durante o tratamento de dentes com lesões cariosas profundas sem qualquer evidência de regeneração pulpar ou patologia periapical.

DEFINIÇÃO-

Procedimento em que um material é colocado numa fina partição de dentina cariada remanescente, que se movida pode expor a polpa em dentes permanentes imaturos. [110] É realizado num dente com uma lesão cariosa profunda que se aproxima da polpa, mas sem sinais ou sintomas de degeneração pulpar.[111]

O capeamento indireto da polpa é um procedimento com duas consultas, enquanto o tratamento indireto da polpa é um procedimento com uma única consulta.

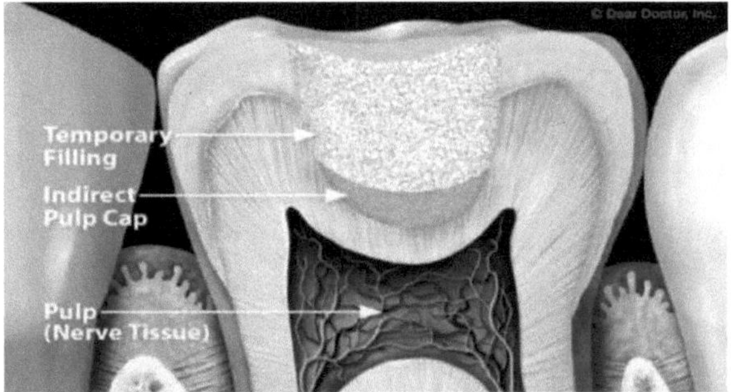

<u>História</u>

- O conceito de capeamento pulpar indireto foi descrito pela primeira vez por Pierre Fauchard, que recomendava que não se removessem todas as cáries em cavidades profundas e sensíveis "por receio de expor o nervo e tornar a cura pior do que a doença".

- John Tomes - "É preferível deixar uma camada de dentina descolorida para proteção da polpa do que correr o risco de sacrificar o dente."

Embora nenhum destes pioneiros da medicina dentária tenha referido qualquer medicação específica para a dentina amolecida, eles reconheceram a capacidade de cicatrização da polpa jovem e imatura.

INDICAÇÕES:

Lesão cariosa profunda com inflamação pulpar mínima. A remoção completa da cárie pode levar à exposição da polpa.

CONTRA-INDICAÇÕES

- Um dente com inflamação pulpar existente
- Um dente com patologia periapical Reabsorção radicular externa
- Reabsorção radicular interna
- Calcificações da polpa

VANTAGENS

O processo de cárie em cada dente tratado é interrompido ou, pelo menos, abrandado. Isto dá à polpa a oportunidade de se reparar.

A contagem bacteriana acidogénica da boca é acentuadamente reduzida, uma vez que os aspectos superficiais da lesão cariosa contêm a maioria das bactérias. Ao reduzir a flora bacteriana, o ambiente oral é menos propício ao metabolismo ativo da placa bacteriana.

Com as lesões fechadas, há tempo para implementar um programa preventivo e para avaliar a cooperação dos pacientes (pais) com o mesmo. A boca volta a funcionar e a ameaça de dor dentária é reduzida ou eliminada.

OBJECTIVOS

- Prender a lesão cariosa
- Estimulação da formação de dentina reparadora
- Remineralizar a dentina afetada
- Minimizar a lesão da polpa
- Promover a esclerose da dentina
- Minimizar a sensibilidade pós-operatória

JUSTIFICATIVA: Numa lesão cariosa, a descalcificação da dentina precede a invasão bacteriana na dentina de uma lesão cariosa ativa, observam-se duas camadas distintas dentina infetada: É uma dentina necrótica, mole, não dolorosa à estimulação e grosseiramente infetada com bactérias. O colagénio é irreversivelmente desnaturado.

Dentina afetada: É uma dentina desmineralizada, descolorida, mas dura, dolorosa à estimulação, contendo poucas bactérias. É reversivelmente desnaturada e pode ser remineralizada.

Por isso, a lógica é remover as camadas exteriores da dentina cariada, que contêm a maioria dos microrganismos, reduzindo assim a desmineralização contínua das camadas mais profundas da dentina devido a toxinas teriais e selando a lesão para permitir que a polpa gere dentina reparadora.

Também removido. Quando a cavidade é selada com um material adequado, quaisquer bactérias remanescentes são retidas ou ficam numa fase de dormência.

No entanto, a dentina afetada pode ser deixada nas paredes pulpares e axiais e nunca nas margens da cavidade da junção dente-esmalte, de modo a evitar microinfiltrações e conseguir uma selagem interfacial óptima entre os materiais de restauração dentária.

Diferenças entre dentina infetada e afetada:

INFECTED DENTIN	AFFECTED DENTIN
Only demineralized	Intermediately demineralized
De mineralizable superficial layer	Re mineralizable deeper layer
Stained by 0.5%basicfuschin or 1%acid red solution in 0.2% propylene glycol	Does not stain
Inter tubular dentin greatly Mineralized, with irregularly scattered crystals deteriorated collagen fibres that have onlytinct cross bands and no inter bands.	Inter tubular dentin partially demineralized, but apatite crystals bound like fringes to the sound collagen fibres with distinct cross bands and interbands.
Should be excavated	Should be left to remineralize

- A espessura da dentina remanescente é superior a 1,0 mm, não se observando qualquer perturbação significativa na polpa.

- 0,25 -0,5 mm de dentina remanescente leva à formação máxima de dentina reparadora e à remineralização da dentina desmineralizada, enquanto 0,25 mm ou menos de dentina remanescente provoca o crescimento bacteriano na polpa, a formação de dentina reparadora e a remineralização diminuem muito. O melhor marcador clínico é a qualidade da dentina: a dentina mole e mole pode ser removida, e a dentina dura e colorida pode ser indiretamente coberta.

TÉCNICA

Remoção de cáries Método mecânico

• As cáries moles podem ser removidas com uma escavadora de colher, removendo flocos de camadas de dentina cariada.

• A dentina descolorida pode ser removida com grandes brocas de aço redondas que rodam a baixa velocidade. Os danos na polpa podem resultar da reação do calor de fricção com a utilização da broca, enquanto a pressão excessiva com uma escavadora de colher pode forçar o microrganismo para dentro dos túbulos dentinários ou expor a polpa. A remoção da dentina infetada deve continuar até a dentina remanescente parecer tão dura como a dentina normal.

TÉCNICA DE DUAS NOMEAÇÕES[12]

1st Sentado:

- É administrada anestesia local.
- O dente é isolado com um dique de borracha.
- O contorno da cavidade é estabelecido com uma peça de mão de alta velocidade.
- A dentina cariada periférica/dentina infetada deve ser removida com escavadoras de colher afiadas, mas Cohen recomenda a utilização de uma broca redonda grande para obter melhores resultados.
- A cavidade deve ser irrigada e seca com algodão, seguindo-se a colocação de

hidróxido de cálcio endurecido sobre a restante dentina afetada

- O resto da cavidade é preenchido com cimento de óxido de zinco reforçado com eugenol ou com um cimento de ionómero de vidro para obter uma boa vedação.
- Este selamento não deve ser perturbado durante 6-8 semanas, uma vez que o processo de cárie na camada mais profunda é interrompido.

2ndSentado, 6-8 semanas depois

- Remove-se cuidadosamente todo o material de preenchimento temporário, especialmente o penso de hidróxido de cálcio sobre as porções profundas do pavimento da cavidade.
- A cor muda de vermelho-rosa profundo para cinzento-claro, a textura muda de esponjosa e húmida para dura e a cárie parece estar desidratada. Assim, a dentina cariada afetada remanescente com aspeto desidratado e "escamoso" deve ser removida.
- Não perturbar a pré-dentina, que é a área à volta da potencial exposição que aparece esbranquiçada e pode ser macia.

Reentrar ou não?

O procedimento de restauração de reentrada ainda é questionável. Só é recomendado se o dente estiver assintomático, se os tecidos moles circundantes não estiverem inchados, se a obturação temporária estiver intacta e se as radiografias bitewing do dente tratado mostrarem a presença de dentina reparadora.

O dente deve ser reintroduzido após um mínimo de 12 semanas, embora alguns recomendem 6-8 semanas. A taxa de formação de dentina reparadora é mais elevada durante o primeiro mês, diminuindo depois com o tempo. Quanto mais fino for o pavimento pulpar, mais rápida é a taxa de reparação. A formação de dentina reparadora continua, embora a um ritmo mais lento (9-12 meses). A investigação demonstrou que a dentina cariada remineraliza-se dentro da restauração. Por isso, quando se faz uma reentrada, a restauração não deve ser efectuada. Com a reentrada, pode haver o risco de criar uma exposição pulpar e de causar mais danos à polpa. Se a exposição pulpar ocorrer durante a reentrada, será indicada uma terapia pulpar vital mais invasiva, como o capeamento pulpar direto ou a pulpotomia.

UMA MARCAÇÃO:

O capeamento indireto da polpa é também designado por tratamento indireto da polpa.

A seleção para o tratamento indireto da polpa numa consulta deve basear-se no julgamento clínico e na experiência com muitos casos. Nos últimos anos, em vez da remoção completa da cárie em 2 consultas, o foco tem sido a escavação da cárie o mais próximo possível da polpa, ou seja, algumas cáries são deixadas no dente para evitar uma exposição, a colocação de um revestimento protetor e a restauração do dente sem uma reentrada subsequente para remover qualquer dentina afetada remanescente.

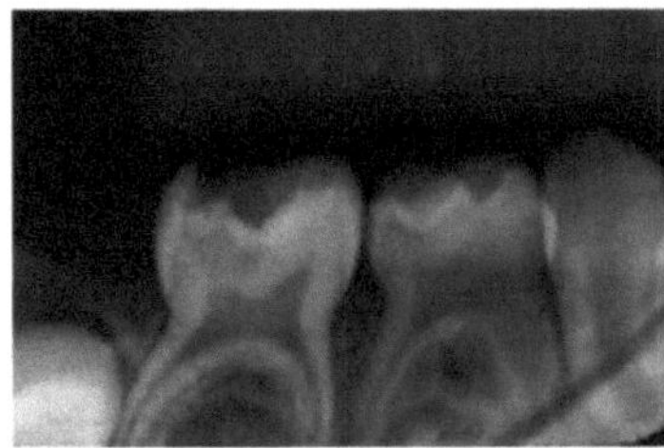

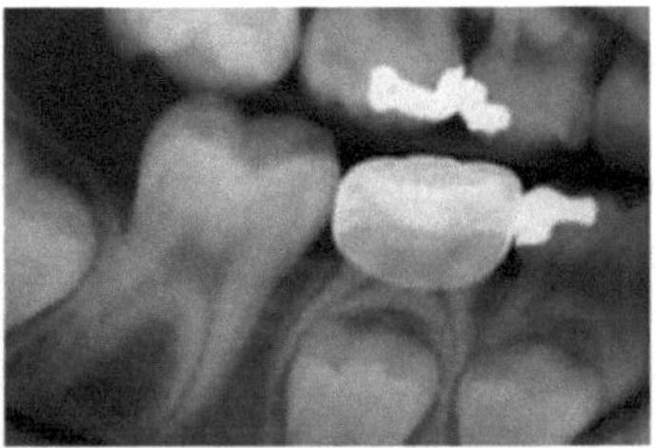

Segundo molar primário sem sinais de patologia dos tecidos moles, mas com um historial de dor de curta duração ao mastigar alimentos (esquerda). Foi efectuado um tratamento pulpar indireto numa única visita e colocada uma coroa de aço para minimizar a microinfiltração. Radiografia pós-tratamento (direita) 5 anos depois, sem sinais de patologia. O dente esfoliou normalmente.

Escavação passo-a-passo: Mais recentemente, a escavação passo-a-passo de cáries profundas foi revisitada e demonstrou ser bem sucedida no tratamento de pulpite reversível sem perfuração pulpar e/ou terapia endodôntica.[12] Esta abordagem envolve um processo de 2 passos

1. O primeiro passo é a remoção da dentina cariada ao longo da junção dentina-esmalte (JDE) e a escavação apenas da dentina infetada mais externa, deixando uma massa cariada sobre a polpa.

O objetivo é alterar o ambiente cariogénico de modo a diminuir o número de bactérias, fechar as cáries remanescentes do biofilme da cavidade oral e retardar ou parar o desenvolvimento de cáries.

2. O segundo passo é a remoção das cáries remanescentes e a colocação de uma restauração final.

A recomendação mais comum para o intervalo entre as etapas é de 3-6 meses, permitindo tempo suficiente para a formação de dentina terciária e um diagnóstico pulpar definitivo. A colocação de uma restauração bem dimensionada é fundamental em ambos os passos da escavação.[12]

Por isso, a investigação disponível é inconclusiva sobre qual a abordagem mais bem sucedida ao longo do tempo. A decisão de utilizar uma escavação de cáries numa única consulta ou uma técnica por etapas deve basear-se nas circunstâncias individuais do paciente.

ESTUDOS SOBRE O SUCESSO DO IPT

Existem muitos estudos sobre o sucesso do IPT. Um RCT investigou o sucesso do IPT em molares primários e permanentes usando uma abordagem de uma e duas visitas versus escavação completa.

Este estudo envolveu 94 segundos molares decíduos e 60 primeiros molares permanentes imaturos com 50 IPTs de uma visita, 49 com IPTs de duas visitas e 55 feitos com escavação completa. A base do IPT foi o hidróxido de cálcio, e o método de duas visitas utilizou óxido de zinco reforçado como revestimento temporário sobre o hidróxido de cálcio. Os dentes primários foram restaurados com um compómero e os dentes permanentes com um compósito ligado. Houve significativamente menos exposições pulpares com ambos os métodos IPT ($p = 0,008$). Os grupos IPT combinados após 1 ano tiveram um sucesso de 91 de 92 dentes (99%) que não foi estatisticamente diferente do sucesso da escavação completa de 41 de 43 dentes (95%).

Um período de acompanhamento mais longo (>3 anos) foi relatado num estudo retrospetivo de 108 IPTs versus 118 pulpotomias com formocresol. Os IPTs tinham ionómero de vidro como revestimento. Os autores constataram que, após 1 ano, o sucesso de 98% dos IPTs não era estatisticamente diferente do sucesso de 95% das pulpotomias. Após o período de 1-2 anos, o sucesso do IPT foi sempre estatisticamente superior, e o seguimento >3 anos mostrou que o sucesso do IPT foi de 94% enquanto o sucesso da pulpotomia com formocresol foi de 70%.

Encerramento direto da pasta

O capeamento pulpar direto em dentes permanentes jovens é aplicável a exposições pequenas, mecânicas ou cariosas. Quando a exposição pulpar ocorre num dente imaturo, o tecido exposto pode cicatrizar sem ajuda se for protegido de mais lesões, ou após a aplicação de materiais bioactivos. 112

Definido por Kopel (1992) como a colocação de um medicamento ou material não medicamentoso numa polpa que foi exposta durante a escavação das últimas porções de cáries dentárias profundas ou como resultado de trauma.

De acordo com Mathewson - é a colocação de uma preparação de hidróxido de cálcio numa pequena exposição pulpar pontual [113].

Segundo Kennedy - o capeamento pulpar direto em dentes permanentes jovens é aplicável a exposições pequenas, mecânicas ou cariosas, quando se acredita que não existe patologia pulpar adjacente ao local da exposição"[114].

De acordo com a AAPD - o capeamento pulpar direto pode ser realizado quando uma exposição mínima da polpa é encontrada durante a preparação da cavidade, ou após uma fratura limpa devido a uma lesão traumática, recentemente sofrida.[115]

De acordo com a ESE (European Society of Endodontology, 2006), o capeamento pulpar representa um procedimento no qual a polpa dentária exposta é coberta com um penso protetor ou é aplicado um material básico diretamente na área exposta[116].

Associação Americana de Endodontia "tratamento de uma polpa vital exposta através do selamento da ferida pulpar com um material dentário como o hidróxido de cálcio ou o agregado de trióxido mineral (MTA) para facilitar a formação de dentina reparadora e a manutenção da polpa vital. [110]

A exposição causada por traumatismo ou por falha do operador durante a preparação do dente pode ser tratada com sucesso; enquanto que a exposição causada por cárie necessita normalmente de tratamento de canal. Quanto mais jovem for o paciente, melhores são as hipóteses de cura e reparação.

OBJECTIVO - assegurar que a polpa possa permanecer saudável e até mesmo reparar em resposta ao medicamento de capeamento e não impedir o desenvolvimento fisiológico normal da raiz de um ápice imaturo.

OBJECTIVO - é criar uma nova dentina na área de exposição e subsequente cicatrização da polpa e continuação do desenvolvimento radicular.

JUSTIFICATIVA - para conseguir um fecho biológico do local de exposição através da deposição de uma barreira de tecido duro (ponte de dentina) entre o tecido pulpar e o material de revestimento, isolando assim o local de exposição.

INDICAÇÕES[114]

- O tamanho da exposição deve ser inferior a 0,5 mm rodeado por dentina limpa.
- Sem hemorragia profusa.
- Não sensível à percussão.
- Hemorragia que pode ser facilmente controlada com uma bolinha de algodão com pressão mínima. **CONTRA-INDICAÇÕES**[114]

- O instrumento contaminado penetrou na polpa (uma vez que as lascas de dentina infetada podem instalar-se na polpa).
- Dente periodontalmente afetado.
- Hemorragia profusa no local de exposição.

- Pus ou exsudado no local de exposição.
- Inchaço/fístula
- Reabsorção radicular externa/interna

Requisito ideal do material de revestimento da pasta de papel[102]

- Estimular a formação de dentina reparadora
- Manter a vitalidade da polpa
- Biocompatível
- Não reabsorvível
- Bactericida ou Bacteriostático
- Liberta fluoreto para prevenir cáries secundárias
- Adere à dentina e ao material de restauração
- Resistir às forças durante a colocação da restauração
- Deve resistir às forças sob a restauração durante a vida útil da restauração
- Fornecer um selo adequado
- Radiopaco

FACTORES que influenciam o resultado do procedimento[117]

- Tempo de exposição - Deve ser efectuada imediatamente após a exposição para evitar a contaminação da polpa e danos nas células.
- Dimensão da exposição - quanto mais pequena for a dimensão, melhor é o

prognóstico.

• Caraterística do material de capeamento da polpa - deve ser um material biocompatível.

TÉCNICA

O dente é isolado com um dique de borracha, que proporciona um ambiente estéril.

Considerações sobre o tratamento:

DEBRIDAMENTO - As lascas de dentina necróticas ou infectadas, se presentes, são removidas com escavadoras de colher, caso contrário serão invariavelmente empurradas para a polpa exposta durante as últimas fases da remoção da cárie e impedirão a cicatrização, podendo aumentar a inflamação pulpar.[114]

HEMORRAGIA - Segundo Kennedy, não se deve deixar secar a polpa exposta. Pois o coágulo de sangue formado pode dificultar a cicatrização.[114]

O coágulo sanguíneo ou os seus produtos de degradação podem interferir com a cicatrização ou podem atuar como uma barreira que impede a ação do material de capeamento sobre a polpa. Também pode atuar como substrato bacteriano, atraindo bactérias que podem causar infeção.[8] Schroder demonstrou que a presença de um coágulo sanguíneo extra pulpar reduz a incidência de formação de pontes de dentina em 54%.[9] Vários outros autores sugerem que é essencial parar a hemorragia, o que pode ser feito utilizando uma pequena bola de algodão húmido mergulhada em soro fisiológico.

• **HEMOSTASIA** - foram introduzidos muitos agentes hemostáticos e materiais antimicrobianos diferentes. A técnica mais comummente aceite tem sido a pressão direta no local de exposição com bolinhas de algodão humedecidas em água esterilizada ou soro fisiológico. [102]

O hipoclorito de sódio (NaOCl) é amplamente considerado como o irrigante antimicrobiano mais eficaz.

As principais vantagens da utilização do NaOCl são

- Proporciona uma excelente hemostase no local da ferida pulpar.
- Permite a desobstrução da maioria das lascas de dentina, a remoção de biofilme e a remoção de células danificadas por exposição mecânica ou traumática.
- Amputação química do coágulo de sangue e da fibrina.
- Desinfeção da interface da cavidade. [102, 123]

A cavidade deve ser lavada com hipoclorito de sódio diluído, o que ajuda a desinfetar a cavidade e a remover o coágulo sanguíneo, caso exista. Se a hemorragia persistir, a aplicação de pressão no local de exposição com uma bola de algodão humedecida com soro fisiológico ou NaOCl durante 20-60 segundos pode parar a hemorragia. Se a hemorragia persistir, não deve ser efectuado o capeamento direto da polpa.

- Após o controlo da hemorragia, é colocado material de capeamento da polpa [117].

É colocado com pouca pressão, uma vez que a deslocação do material de capeamento/ lascas de dentina para a polpa pode provocar mais danos pulpares.

- Segue-se uma restauração que sela o dente contra a microinfiltração. Está estabelecido que a fuga bacteriana é responsável pela resposta pulpar e não a toxicidade dos materiais que resulta apenas numa resposta pulpar ligeira e transitória.
- A hipersensibilidade às mudanças de temperatura pode persistir durante um dia ou mais. O dente é testado periodicamente para verificar a vitalidade da polpa. Os sintomas geralmente desaparecem em 4-6 semanas. Se o dente permanecer vital, pode ser colocada uma restauração definitiva. Se o dente se tornar doloroso, apresentar uma

diminuição da leitura nos testes de vitalidade ou se tornar não vital, o tratamento do canal radicular torna-se obrigatório.

MATERIAIS UTILIZADOS[102]

- Hidróxido de cálcio
- Trióxido mineral (MTA)
- Ligação direta
- Cimentos com corticosteróides/antibióticos
- Emdogain gel
- Fibras de colagénio
- Proteína morfogénica óssea
- Capeamento pulpar assistido por laser: CO2, Nd: YAG, Er: YAG, Er, Cr: YSGG.[118]

HIDRÓXIDO DE CÁLCIO: Hermann (1930) demonstrou que quando as polpas vitais eram cobertas com hidróxido de cálcio, isso levava à formação de dentina secundária.

Durante décadas, os materiais à base de hidróxido de cálcio têm sido o padrão de ouro para o capeamento pulpar direto. Quando aplicados diretamente no tecido pulpar, desinfectam e provocam necrose de coagulação dos tecidos adjacentes e/ou na junção dos tecidos necróticos e vitais. Sob a região de necrose de coagulação, as células da polpa subjacente diferenciam-se em odontoblastos e outras células, que ajudam a formar a matriz dentinária.[112]

No entanto, não se deve deixar um coágulo de sangue entre o hidróxido de cálcio e a polpa. Nestes casos, os iões hidroxilo retidos no coágulo não permitem a diferenciação dos odontoblastos. O hidróxido de cálcio mantém um estado local de alcalinidade necessário para a formação de osso/dentina. Anteriormente, foi postulado que o cálcio (Ca) do hidróxido de cálcio se difundiria para a polpa e participaria na formação de dentina reparadora.

As pastas de hidróxido de cálcio disponíveis no mercado são menos alcalinas e menos cáusticas, pelo que o tecido criado pela ação destas pastas é reabsorvido primeiro e forma-se uma ponte em contacto com o material de cobertura.

As pastas de hidróxido de cálcio de presa dura são menos cáusticas do que o hidróxido de cálcio puro. No entanto, não impedem a fuga de bactérias. Todos os materiais à base de hidróxido de cálcio têm tendência a dissolver-se ao longo do tempo e o tecido duro alterado subjacente degenera e desaparece, criando um vazio entre o material de capeamento e a ponte de dentina e conduzindo a defeitos de túnel, que são vias potenciais para microinfiltração.[112,114] Além disso, o hidróxido de cálcio torna-se amolecido e permite a fuga, resultando em inflamação pulpar e necrose após um (ou) dois anos. Esses dentes podem mostrar evidências de calcificação ou reabsorção interna; absolutamente o tratamento de canal pode ser iniciado.

Os acontecimentos histológicos observados após a aplicação de hidróxido de cálcio são os seguintes

- O pH elevado do material produz uma zona superficial de necrose associada a uma inflamação. (Imediatamente após a aplicação)
- O hidróxido de cálcio, bem como os danos causados ao tecido pulpar, estimulam as células precursoras a migrar e a diferenciar-se em células secretoras.
- As alterações produtivas no local começam assim que a inflamação tiver

desaparecido. (Na primeira semana após a aplicação)

AGREGADO DE TRIOXIDO MINERAL (MTA): É um cimento Portland modificado. É um pó hidrófilo disponível em saquetas de uso único de 1 grama e endurece na presença de humidade.[119]

Existem os três tipos seguintes:

- Cinzento
- Branco
- Modificado

Composição

Grey	White	Modified
• Tricalcium silicate • Dicalcium silicate • Tricalcium oxide • Tricalcium aluminate • Bismuth oxide (radiopacifier) • Traces of freecrystalline silica,calcium magnesium oxide, potassium, iron and sodium Sulphate	ıll others expect iron nd aluminium oxide	'hree version • Free of aluminium oxide • Percentage of calcium oxide was increased to have more alkanity. • Addition of 1%methylcellulose increase compressive strength.

Propriedades[120]

- Tempo de fixação: 2 horas 45 min-4 horas
- Resistência à compressão: 70 MPa após um dia
- pH do MTA fixado: 11-13 após a fixação
- Biocompatível e não mutagénico
- O efeito antibacteriano é semelhante ao do hidróxido de cálcio
- Biocompatibilidade superior à do hidróxido de cálcio[112,119].
- Capacidade de selagem superior à do hidróxido de cálcio
- Menor citotoxicidade
- Actua na presença de humidade[112].

Manipulação

O pó de MTA é misturado com água esterilizada numa proporção de 3:1 numa almofada de papel com uma espátula de plástico e terá uma consistência de areia húmida. É colocado sobre o local de exposição utilizando um instrumento d ou uma pistola de transporte de MTA.

Deve ser colocado diretamente sobre o tecido pulpar exposto e toda a dentina circundante e é batido com uma pequena bola de algodão húmido. Deve ter pelo menos 1,5 mm de espessura. A região circunferencial de dentina e esmalte com cerca de 1,5 mm deve ser limpa à volta do MTA com uma pequena bola de algodão húmido. Isto permitirá uma área adequada para que a restauração colada forneça um selamento eficaz.

Dependendo das visitas, são efectuadas outras etapas

Visita única - depois de remover o excesso de humidade no local, é colocada uma pequena quantidade de revestimento de ionómero de vidro compomeror fluido fotopolimerizável para cobrir o MTA. A cavidade restante é condicionada com gel de ácido fosfórico a 34% a 37% durante 15 segundos e enxaguada cuidadosamente. A cavidade seca suavemente, deixando a dentina húmida, mas não molhada. De seguida, aplica-se o agente de ligação e cura-se de acordo com as instruções. De seguida, coloca-se o material de restauração em compósito.

Formato de duas visitas - depois de remover o excesso de humidade no local, é colocada uma almofada de algodão húmido fabricada à medida sobre toda a área do MTA, após o que é colocada uma restauração provisória, que pode ser removida durante a segunda visita.

A segunda consulta é marcada 5 a 10 dias após a colocação do MTA. Se o dente estiver assintomático, a restauração provisória é removida. A pelota de algodão é removida e as fibras de algodão incorporadas são removidas com uma escavadora de colher. O MTA é verificado para garantir a polimerização correta e é colocada uma restauração de compósito colada seguindo as instruções do fabricante do . O doente é chamado de novo ao fim de 6 semanas e verificado quanto a sintomas.

O MTA é um material de difícil manuseamento. A sua fixação é um processo de duas fases, com a forma inicial.[0] Quando começa a secar perde a sua coesividade e torna-se duro.[10,102]

MECANISMO DE ACÇÃO: O óxido tricálcico do MTA reage com os fluidos dos tecidos para formar hidróxido de cálcio, resultando na formação de tecido duro semelhante ao do hidróxido de cálcio.

Quando comparado com o hidróxido de cálcio, o MTA produz mais ponte dentinária num curto período de tempo com significativamente menos inflamação. Resiste melhor à microinfiltração do que o hidróxido de cálcio e também a presença de sangue tem pouco impacto na infiltração do MTA. O capeamento pulpar com MTA reduz os níveis de inflamação, hiperémia e necrose e forma-se uma barreira de tecido mais duro, ou seja, pontes de dentina mais espessas 101 O hidróxido de cálcio tem um efeito cáustico que desarranjou e distorceu completamente o tecido pulpar em contacto imediato com o Ca(OH)2, produzindo uma zona mumificada, o que estimulou o tecido pulpar vital subjacente a responder com todo o seu potencial de cicatrização para produzir uma ponte de dentina.[23]

Embora o hidróxido de cálcio e o MTA sejam bons para o capeamento pulpar e cicatrização de feridas em dentes imaturos, o MTA demonstrou ser superior, mais seguro e induz um processo dentinogénico que é mais rápido e mais homogéneo do que o induzido pelo hidróxido de cálcio. No entanto, alguns autores utilizaram pó de hidróxido de cálcio em vez de pasta, o que mostrou uma tendência para uma formação mais rápida de pontes de dentina.[23]

É sabido que a cicatrização da polpa dentária não depende exclusivamente dos efeitos estimulantes de um determinado tipo de medicamento, mas está diretamente relacionada com a capacidade dos agentes de capeamento pulpar em proporcionar um selamento biológico contra a microinfiltração imediata e a longo prazo. No entanto, quando os agentes adesivos foram comparados com o hidróxido de cálcio , eles mostraram mais necrose pulpar.[10,118]

Em 1987, Cox demonstrou a cicatrização da polpa e a formação de uma barreira dentinária após o capeamento com um sistema adesivo dentinário uto-polimerizante. Mas os estudos histológicos mostraram resultados inferiores em polpas imaturas em comparação com o hidróxido de cálcio. E também, reacções inflamatórias persistentes e alteração hialina da matriz extracelular inibindo a reparação pulpar completa ou a formação de pontes quando foram observados agentes de ligação.[10]

Os agentes de ligação direta não são preferidos, uma vez que podem levar a uma reação inflamatória, a um atraso na cicatrização pulpar e a uma falha na formação da ponte de dentina.

CIMENTO CORTICOSTEROIDE-ANTIBIÓTICO - Alguns autores[102,114] sugeriram o uso de cimentos corticosteróides/antibióticos para o capeamento pulpar na fase pré-tratamento e também para serem misturados com hidróxido de cálcio, com o pensamento de reduzir ou prevenir a inflamação pulpar.[102] Estes agentes incluíam neomicina e hidrocortisona, cortisona, ledermix (hidróxido de cálcio misturado com prednisolona), penicilina, etc. Num estudo em animais, Gardner e Mc Donald descobriram que a vancomicina combinada com hidróxido de cálcio era mais eficaz do que o hidróxido de cálcio sozinho e estimulava uma ponte de dentina reparadora mais regular.[78]

EMDOGAIN GEL[81]

É o nome comercial de um produto derivado da matriz do esmalte dentário (EMD). O capeamento pulpar efectuado em animais revelou o potencial da EMD para induzir a formação de novo tecido duro, mas existem poucos estudos sobre a aplicabilidade do gel Emdogain na polpa dentária humana. Olsson e Davies estudaram o efeito do gel Emdogain em polpas dentárias humanas expostas e verificaram que os sintomas pós-operatórios eram menos frequentes nos dentes tratados com gel EMD do que nos dentes tratados com hidróxido de cálcio, especialmente durante as primeiras seis semanas, e também que um novo tecido preenchia parcialmente o espaço inicialmente ocupado pelo gel e que se formava tecido duro ao longo das superfícies de dentina expostas e em manchas no tecido pulpar adjacente. A área da ferida dos dentes tratados com gel EMD exibiu inflamação na maioria dos dentes, enquanto que foi observada menos inflamação nos dentes tratados com hidróxido de cálcio, onde o tecido duro se formou como uma ponte. Assim, concluíram que, nos dentes tratados com gel EMD, os sintomas pós-operatórios eram menos frequentes e a quantidade e o padrão de formação de tecido duro eram marcadamente diferentes dos dentes tratados com hidróxido de cálcio. No entanto, o procedimento operatório e a formulação com EMD num veículo de PGA não parecem ser eficazes para a formação de uma barreira de tecido duro.

A aplicação do laser produz uma resposta inflamatória mínima e, consequentemente, uma dor mínima[121] e melhora o estado clínico e biológico do tecido pulpar tratado, devido à sua capacidade de condicionamento da ferida através da desinfeção, selagem dos túbulos dentinários e controlo hemostático[10,121].

tipos de lasers podem ser usados em procedimentos de tratamento de polpa são - CO□, Nd: YAG, Er: YAG, Cr: YSGG, laser de diodo.

A vantagem do laser na preservação da vitalidade da polpa é o seu efeito térmico; esteriliza e cicatriza a área irradiada, assegura um contacto estreito entre a polpa dentária e o agente capeador, reduzindo a inflamação e o tamanho do coágulo sanguíneo, e pode também ajudar a prevenir a infiltração bacteriana, que é o fator chave na falha do capeamento da polpa.[10,121]

MECANISMO DE ACÇÃO - estimula o processo dentinogénico[121] e acelera a formação de tecido duro dentário através da produção de cálcio e colagénio pelos odontoblastos, levando à formação de dentina secundária sem modificar o tecido pulpar.[10,122] Além disso, actuam como uma barreira contra a fuga de bactérias e produtos bacterianos, e uma barreira mecânica contra as forças aplicadas ao dente e à restauração.[118] Os lasers também podem ser utilizados para realizar um procedimento operatório completo, desde a escavação de cáries até à coagulação da polpa exposta.

A expansão volumétrica do componente de água do tecido duro é considerada como o mecanismo de ablação. Quanto maior o conteúdo de água, mais eficiente é o processo. A dentina desmineralizada contém mais água do que a dentina sã[118].

RESTAURO DEFINITIVO[102]

A qualidade da restauração final pode ser crítica para a manutenção a longo prazo da vitalidade da polpa e da função normal sustentada do dente despolpado. A inflamação pulpar está diretamente associada à microinfiltração bacteriana em torno da restauração, na ausência da qual a polpa terá maior probabilidade de reparação e cicatrização da ferida.

Os procedimentos de restauração para dentes permanentes imaturos incluem restaurações de cobertura total, resinas compostas e restaurações de amálgama. A amálgama provou ser um material fiável e dispendioso, mas devido a preocupações estéticas e potenciais riscos para a saúde, não é utilizada com frequência.

ACOMPANHAMENTO PÓS-OPERATÓRIO[102]

A chamada clínica e a avaliação radiográfica são os preditores mais precisos para medir as taxas de sobrevivência na terapia pulpar vital e, mais especificamente, em dentes imaturos, o indicador de diagnóstico mais fiável é a confirmação radiográfica do encerramento da extremidade da raiz.

O processo favorece o desenvolvimento fisiológico e a formação da extremidade da raiz.

Pulpotomia

A pulpotomia envolve a remoção de tecido danificado e inflamado até ao nível de um tecido clinicamente saudável, seguido de um penso pulpar [124].

A pulpotomia implica a remoção do tecido pulpar superficial que apresenta alterações inflamatórias ao nível do tecido pulpar saudável, deixando intacto o tecido vital remanescente, é coberto com um agente de capeamento pulpar para promover a cicatrização no local da amputação.[101]

Indicações[112,115]

- Uma pequena e recente exposição pulpar num dente com um ápice aberto e paredes radiculares muito finas com aspeto radiográfico normal.
- Um dente permanente imaturo vital com uma exposição pulpar cariosa em que a hemorragia pulpar é controlada em alguns minutos e com um diagnóstico de polpa normal ou pulpite reversível.
- Num dente permanente vital, traumaticamente exposto, com um ápice incompletamente formado.
- Ausência de sensibilidade à percussão.
- Sem resposta anormal a estímulos térmicos.
- Ausência de hemorragia excessiva.
- Se existir estrutura dentária suficiente para permitir uma restauração adequada e a cobertura total da coroa com uma coroa de tira de resina composta colada.

Contra-indicações[112,115]

- Exposição muito grande

- A hemorragia pulpar não pode ser controlada
- Decorreram mais de duas semanas entre a lesão e o tratamento, o que

permite que os contaminantes orais causem infecções extensas

- Inflamação para além de 2,0 a 3,0 mm da exposição.
- Dor prolongada a estímulos térmicos
- Dor de dentes latejante

OBJECTIVOS:[112]

- A polpa remanescente deve continuar a ser vital após a pulpotomia parcial, sem sinais ou sintomas clínicos adversos, como sensibilidade, dor ou inchaço.
- Não deve haver sinais radiográficos de reabsorção interna ou externa, calcificação anormal do canal ou radiolucência periapical no pós-operatório.
- Os dentes devem continuar o desenvolvimento normal da raiz e a apexogénese.

Vantagens -

- Este procedimento é rápido e fácil de efetuar.
- Mantém a cor natural do dente e preserva a estrutura dentária para uma melhor retenção da restauração.
- É vantajosa em relação à pulpotomia completa no que respeita à preservação do tecido pulpar coronal rico em células.
- O seu êxito permitirá a continuação do desenvolvimento normal do dente, incluindo o desenvolvimento e a maturação da raiz.

TEHNIQUE[112,,126]

- Administração de anestesia local
- Isolamento do dique de borracha. (Se o dente se tiver soltado, o grampo do dique de borracha deve ser aplicado no dente adjacente não lesionado)
- É preparada uma cavidade de 1,0 a 2,0 mm de profundidade na polpa, utilizando uma peça de mão de alta velocidade com uma broca de diamante esterilizada com água de refrigeração abundante. (O tecido pulpar inflamado sob a exposição é removido a uma profundidade de 1 a 3 mm ou mais para alcançar o tecido pulpar saudável).
- Se a hemorragia for excessiva, a polpa é amputada mais profundamente até se observar apenas uma hemorragia moderada.
- O excesso de sangue é cuidadosamente removido por lavagem com uma solução salina estéril e a área é seca com uma bola de algodão estéril.
- A hemorragia pulpar também é controlada através da irrigação com um agente bactericida, como o hipoclorito de sódio ou a clorhexidina. (Deve ter-se o cuidado de não permitir a formação de um coágulo sanguíneo, uma vez que pode comprometer o prognóstico).
- Posteriormente, o local de exposição é coberto com um material adequado; por exemplo, uma camada fina de hidróxido de cálcio misturado com soro fisiológico estéril ou solução anestésica pode ser colocada sobre o coto pulpar. Se o tamanho da polpa não permitir uma perda adicional de tecido pulpar, pode ser utilizado um hidróxido de cálcio de presa dura.
- A cavidade preparada é preenchida com um material com vedação estanque às bactérias (ZOE e GIC), até um nível nivelado com a superfície fracturada.
- O material na cavidade pulpar e todos os túbulos dentinários expostos são

condicionados e restaurados com resina composta colada.

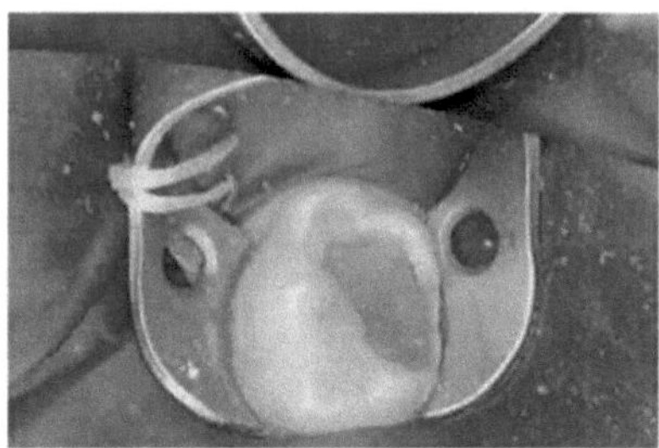

Dente isolado com um dique de borracha antes da remoção da cárie

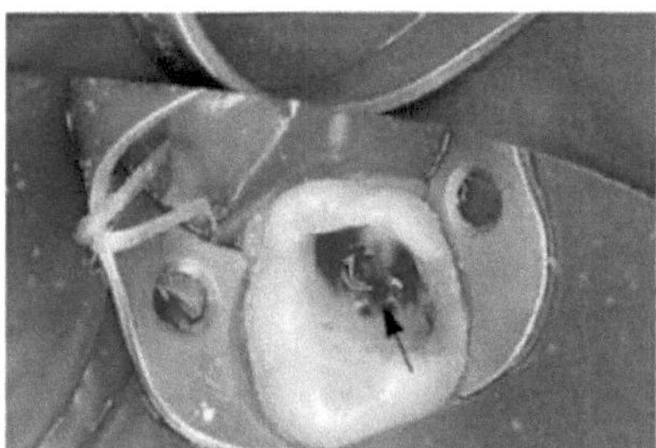

Polpa exposta antes da remoção do teto da câmara de polpa

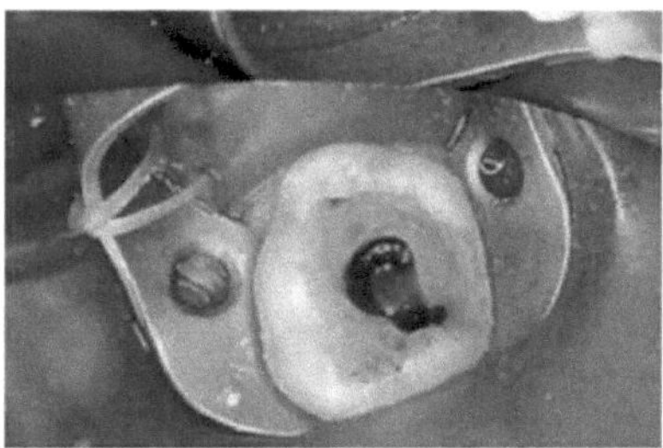

Orifícios do canal radicular com tecido vital após hemostasia

Material utilizado -

1. Hidróxido de cálcio: Deve ser colocado um penso de pasta de hidróxido de cálcio seguido de um revestimento de ionómero de vidro. O dente é restaurado com uma coroa de resina composta colada.

Os controlos devem ser feitos após 1 mês, 3 meses e depois de 6 em 6 meses. Começa a formar-se uma ponte que separa o local de exposição do resto da polpa.

2. MTA: Após o controlo da hemorragia, o MTA é colocado sobre o coto pulpar. Deve ser colocada uma espessura mínima de 1,5 mm de MTA cobrindo a exposição e a dentina circundante.

Embora tenha sido demonstrado que o hidróxido de cálcio tem um sucesso a longo prazo, o MTA tem demonstrado uma ponte dentinária e uma saúde pulpar mais previsíveis[112,115].

No caso do MTA, recomenda-se o branco em vez do cinzento nos dentes anteriores para diminuir a probabilidade de descoloração, embora ambas as versões tenham demonstrado ter propriedades semelhantes.

ACOMPANHAMENTO

- A desvantagem da pulpotomia parcial é a falta de relatórios sobre o seu sucesso.
- O doente deve ser observado periodicamente durante 2-4 anos para determinar o sucesso.
- Embora o sucesso histológico não possa ser determinado, o sucesso clínico é avaliado pela ausência de sinais clínicos/radiográficos de patose e pela presença de desenvolvimento radicular contínuo em dentes com raízes incompletamente formadas.
- A polpa remanescente deve continuar a ser vital após a pulpotomia parcial.
- Existe controvérsia sobre se a polpa deve ser reentrada após a conclusão do desenvolvimento radicular. Alguns clínicos preferem a terapia endodôntica devido à alta incidência de calcificação contínua.

A pulpotomia parcial foi o tratamento de escolha em vez da pulpotomia completa nos dentes dos nossos pacientes jovens. A pulpotomia completa destruirá o tecido pulpar coronal rico em células e interromperá a formação de dentina na área cervical, podendo também resultar na obliteração dos canais radiculares.

Em vez de efetuar uma terapia endodôntica numa idade muito precoce, a pulpotomia parcial pode ser o melhor tratamento de escolha. Estes dentes eram imaturos e a manutenção da vitalidade pulpar na porção radicular permitiu um maior desenvolvimento radicular.

Apexogénese

De acordo com o Glossário de Termos Endodônticos (2012), a apexogénese é uma terapia pulpar vital para encorajar o desenvolvimento fisiológico contínuo e a formação da extremidade radicular; frequentemente utilizada para descrever a terapia pulpar vital realizada para encorajar a continuação deste processo.[2]

Tratamento da polpa vital num dente imaturo para permitir o crescimento contínuo da raiz e o encerramento apical. Thomas R. Pitt Ford, 1989.

O procedimento encoraja a formação normal da raiz e do ápice de dentes permanentes vitais envolvidos pulparmente com desenvolvimento radicular imaturo. - Diretrizes da AAPD 1998.

A formação contínua da raiz nos dentes com tecido pulpar radicular vital. - Mc Donald & Avery, 2000

(Apexogénese ou maturogénese ou rizogénese (formação de raízes)) -

Apexogénese é um termo histológico usado para descrever o desenvolvimento fisiológico contínuo e a formação do ápice da raiz. A formação do ápice em dentes vitais, jovens e permanentes pode ser realizada através da implementação da terapia pulpar vital apropriada descrita anteriormente (i.e., tratamento pulpar indireto, capeamento pulpar direto, pulpotomia parcial para exposições cariosas e exposições traumáticas).[115]

JUSTIFICATIVA:

- Manutenção da integridade do tecido pulpar radicular para permitir a continuação do crescimento radicular.

- Para maximizar a oportunidade de desenvolvimento e encerramento apical e aumentar a formação contínua de dentina radicular, uma vez que a obturação do canal em raízes incompletamente formadas e ápices abertos pode apresentar desafios com técnicas endodônticas convencionais. Como as paredes de dentina relativamente finas de canais obturados grandes colocam o dente em maior risco de fratura radicular ao longo do tempo.[94]

OBJECTIVOS:

Os objectivos da apexogénese, segundo WEBBER, são os seguintes

- Manter a bainha epitelial viável da raiz de Hertwig para permitir o desenvolvimento contínuo do comprimento da raiz para um rácio coroa/raiz favorável.
- Manter a vitalidade da polpa para ajudar a maturação da raiz, permitindo assim que os odontoblastos restantes depositem dentina, produzindo uma raiz mais espessa e diminuindo a probabilidade de fratura da raiz.
- Promover o encerramento da extremidade da raiz para criar uma constrição apical natural e, assim, criar uma constrição apical natural para a obturação do canal radicular.
- Gerar uma ponte dentinária no local de exposição pulpar que sugere que a polpa manteve a vitalidade.

O tempo total para atingir os objectivos da Apexogénese varia entre um e dois anos, dependendo do grau de desenvolvimento do dente no momento do procedimento. O paciente deve ser chamado a intervalos de 3 meses para determinar a vitalidade da polpa e o grau de maturação apical.

Se for determinado que a polpa se tornou irreversivelmente inflamada ou necrótica, ou se a reabsorção interna for evidente, a polpa deve ser extirpada e deve ser iniciada uma terapia de apexificação.

INDICAÇÕES -

1. Uma polpa curiosamente exposta ou um dente permanente vital traumatizado com formação incompleta da raiz.

2. Para um dente imaturo com danos na polpa coronal mas com uma polpa radicular presumivelmente saudável.

3. A coroa deve estar razoavelmente intacta e ser restaurável.

CONTRA-INDICAÇÕES

1. A polpa radicular sofreu alterações degenerativas.

2. Corrimento purulento.

3. História de dor prolongada.

4. Detritos necróticos no canal.

5. Radiolucência periapical

6. Dente avulsionado e replantado ou com luxação grave

7. Fratura grave da raiz da coroa que requer retenção intraradicular para restauração

8. Dente com uma fratura horizontal desfavorável da raiz (ou seja, perto da margem gengival)

9. Dente cariado que não pode ser restaurado

Métodos terapêuticos para atingir a apexogénese[128]

1. Capeamento pulpar indireto ou direto que preserva totalmente a vitalidade da polpa, tratando as lesões pulpares reversíveis e selando a polpa de modo a evitar novas

contaminações microbianas.

2. O capeamento pulpar direto é o método de escolha para dentes vitais imaturos por várias razões:

a) o ápice aberto evita o aumento da pressão intrapulpar, proporciona uma vascularização rica e permite a cicatrização de tecido inflamado a polpa tem uma capacidade reparadora acrescida por ser um tecido jovem.

b) A pulpotomia total ou parcial preserva parcialmente a vitalidade da polpa através da remoção total ou parcial da polpa coronalmente lesada (técnica de Cvek) e da preservação do segmento radicular da polpa.

3. A pulpectomia parcial mantém uma polpa apical sem corte para permitir a continuação do desenvolvimento fisiológico da raiz.

Quando há uma exposição num dente permanente vital com um ápice aberto, o tratamento de escolha é a pulpotomia.

TÉCNICA[101,,113]

1. Administração de anestesia local.

2. Isolamento do dique de borracha.

3. A estrutura cariosa do dente é removida e o acesso à câmara pulpar é feito com uma broca esterilizada n.º 6.

4. Remover o tecido pulpar coronal até ao nível estimado da crista gengival do osso, utilizando uma escavadora de colher grande e afiada. Deve ser efectuada sem trauma indevido para o tecido pulpar radicular remanescente.

De acordo com **Garnett,** o instrumento de eleição para a remoção de tecido é uma broca de diamante abrasiva a alta velocidade com arrefecimento adequado com água, de modo a minimizar os danos no tecido pulpar subjacente.

5. Após a amputação da polpa coronal, enxaguar todos os resíduos e detritos de dentina com soro fisiológico ou água esterilizada. Não se deve soprar ar sobre a polpa exposta, pois isso pode causar dessecação e danos adicionais aos tecidos.

6. Controlar a hemorragia colocando várias bolas de algodão húmido sobre a polpa amputada.

7. É colocado um agente de pulpotomia adequado (hidróxido de cálcio ou MTA) sobre o coto pulpar.

8. Colocação da restauração (cimento de policarboxilato, restauração de compósito)

9. São efectuadas análises periódicas e de acompanhamento, incluindo radiografias, para verificar o desenvolvimento da raiz.

10. Quando a ponte dentinária e a formação contínua da raiz são evidentes, pode ser efectuado o tratamento convencional do canal radicular.

MATERIAIS UTILIZADOS:

Muitos materiais diferentes têm sido utilizados para o penso de feridas pulpares; no entanto, a utilização de hidróxido de cálcio demonstrou ser a mais previsível no que respeita ao sucesso clínico a longo prazo. Devido à profundidade a que este procedimento é efectuado, em caso de falha, facilita a reentrada no canal radicular para realizar a apexificação[113].

Se a amputação pulpar se estender ao dente apenas alguns milímetros, a utilização de material de endurecimento (dycal) é geralmente mais fácil.

Para uma amputação mais profunda, o pó de hidróxido de cálcio é transportado para o dente num suporte de amálgama, uma técnica de aplicação mais fácil. O suporte de amálgama é bem embalado com o pó e, em seguida, todo o pó, exceto um quarto a um terço, é retirado do suporte e eliminado. O Ca(OH)2 remanescente no suporte é então introduzido no local de preparação. O grânulo de Ca(OH); em pó é cuidadosamente pressionado contra o coto pulpar com um instrumento de plástico de tampa arredondada. Todo o coto pulpar deve ser coberto com uma camada fina de Ca(OH)2. Deve ter-se o cuidado de não empacotar o Ca(OH)2 no tecido pulpar, porque isso causa uma maior inflamação e aumenta as hipóteses de fracasso. A impactação profunda do material pode diminuir a taxa de cicatrização e a formação de pontes, e também se deve ter cuidado para evitar a retenção de bolhas de ar ao aplicar o material.

Num procedimento de pulpotomia bem sucedido, há um aumento da calcificação dos tecidos pulpares remanescentes à volta das partículas de Ca(OH)2 O hidróxido de cálcio demonstrou estimular uma rápida diferenciação de odontoblastos e células semelhantes a odontoblastos que formam uma barreira de tecido duro na polpa.[23] Deve ser colocado um material de base restaurador sobre o hidróxido de cálcio e depois deixar assentar completamente. De seguida, deve ser colocada uma restauração coronal que assegure

o selo máximo a longo prazo[129].

Materiais mais recentes, como o Agregado de Trióxido Mineral, também mostraram resultados clínicos e histológicos favoráveis em casos de capeamento pulpar e apexogénese. Embora o MTA tenha sido desenvolvido com o objetivo de servir como material de obturação de extremidades radiculares, também provou ser bem sucedido em procedimentos de terapia pulpar vital, tanto em ensaios com animais como em humanos.[23,131] A resposta favorável do tecido pulpar ao MTA após pulpotomia pode ser atribuída às suas propriedades físicas.[131]

Para além de ser menos citotóxica, tem uma resistência à compressão igual à de algumas das bases de óxido de zinco-eugenol e tem uma boa capacidade de selagem. Tem um tempo de presa lento, com um tempo médio de presa de 2 horas e 45 minutos, o que, por sua vez, leva a uma retração de presa muito menor.[23,131]

O mecanismo de ação do MTA na formação de pontes pode ser semelhante ao do Ca(OH), que pode ser devido ao CaO presente no MTA e pode ter um mecanismo de ação semelhante ao do hidróxido de cálcio, que tem um efeito direto nos esfíncteres pré-capilares, resultando numa menor saída de plasma, o que, por sua vez, favorece uma resposta calcificada no tecido envolvido. A barreira de tecido duro que se formou não proporciona uma vedação impermeável do ambiente oral. Como tal, é necessária uma restauração coronal "bacteria- tight" para evitar que os fluidos orais e os microrganismos atinjam o tecido pulpar exposto e em cicatrização.

Apexificação

Quando a polpa de um dente imaturo se torna necrótica, a bainha epitelial radicular de Hertwig geralmente deixa sua função de completar a formação do ápice radicular. Em crianças pequenas, as polpas dos dentes anteriores são muito susceptíveis a traumas; a principal ameaça para as polpas dos dentes posteriores é o avanço da cárie. Como, muitas vezes, esses dentes imaturos com polpas não vitais apresentam um ápice radicular em forma de "blunderbuss" (divergente), isso torna a obturação do canal por uma abordagem não cirúrgica difícil ou impossível.

HISTÓRIA

Antes de 1966, poucos autores aconselhavam a extração para os dentes permanentes imaturos não vitais, devido à incapacidade de se conseguir uma terapia de canal satisfatória nestes dentes e devido à dificuldade do procedimento em crianças não cooperantes[5,86].

Em relação a este problema, Ingle defendeu a terapia endodôntica de rotina com o preenchimento excessivo do ânus após a cirurgia apical para selar o ápice.[5] Também em 1961, Nygaard-Ostby levantou a hipótese de que a laceração dos tecidos periapicais para promover a hemorragia poderia produzir novo tecido vascularizado vital e resultar no desenvolvimento do ápice.[132]

Mas este procedimento tendia a ser traumático para os pacientes jovens e também havia dificuldade em obter o selamento apical necessário em dentes jovens com pouca polpa, com as suas paredes finas, frágeis e irregulares no ápice da raiz. Estas paredes podem quebrar-se durante a preparação da retro cavidade ou a condensação do material de preenchimento[87].

Embora a condensação adequada da guta-percha não seja possível porque a porção apical da raiz é mais larga do que a porção coronal, vários autores descreveram o uso de cones de guta-percha personalizados.[132,134]

DEFINIÇÕES -

De acordo com o Glossário de Termos Endodônticos (2012), a apexificação é um método para induzir uma barreira calcificada numa raiz com um ápice aberto ou o desenvolvimento apical contínuo de uma

raiz completamente formada com polpas necróticas.[2]

A apexificação é definida como um método de induzir o fechamento apical pela formação de cemento ou de um tecido duro similar ou pelo desenvolvimento apical contínuo das raízes de um dente completamente formado no qual a polpa não é mais vital[102].

A possibilidade de formação contínua de raízes depende do facto de a bainha epitelial-radicular de Hertwig manter ou não a sua viabilidade.[87]

Diâmetro apical

Uma diretriz para decidir entre o tratamento convencional e a terapia de apexificação no incisivo é que, se o forame apical estiver aberto e tiver pouca resistência a uma lima endodôntica de tamanho 80, tamanho 100 nos centrais maxilares ou maior, então são utilizados procedimentos de apexificação.

O forame apical aberto mede menos do que uma lima 80, é criada uma saliência intencional na parede apical da dentina e o canal é tratado por terapia convencional.[52]

OBJECTIVOS

- Para controlar e eliminar a inflamação periapical da polpa.
- Para promover o fecho do forame apical por tecidos duros.

O sucesso do procedimento depende dos seguintes factores[1]

- A capacidade de controlar e eliminar a inflamação periapical inicial
- O estabelecimento e a manutenção de um ambiente local favorável à formação de tecido duro.
- Os tipos e o número de células que participam no processo de reparação.

Ausência de factores sistémicos que impeçam a reparação.

INDICAÇÕES

Para dentes com ápices abertos e paredes dentinárias finas em que as técnicas de instrumentação padrão não conseguem criar um batente apical para facilitar uma obturação eficaz do canal radicular [101].

CONSEQUÊNCIAS BIOLÓGICAS[94]

O dente imaturo não vital apresenta uma série de dificuldades para um tratamento endodôntico adequado:

- O canal é mais largo apicalmente do que coronalmente, necessitando da utilização de um material de obturação para o moldar à forma da parte apical do canal. Uma vez que o ápice é extremamente largo, não existe qualquer barreira para impedir que este material amolecido se desloque e traumatize os tecidos periodontais.
- A falta de paragem apical e a extrusão de material através do canal podem resultar num canal pouco preenchido e suscetível a fugas.
- As paredes dentinárias finas são susceptíveis de fratura, tanto durante como

após o tratamento.

Estes problemas são ultrapassados estimulando a formação de uma barreira de tecido duro para permitir uma limagem óptima do canal e reforçando a raiz enfraquecida contra a fratura, tanto durante como após a apexificação.

Controlo e eliminação da inflamação periapical[1]

Na maioria dos casos, os dentes não vitais estão infectados. Assim, a primeira fase do tratamento consiste em infetar o sistema de canais radiculares para assegurar a cicatrização periapical. Nos casos em que o inchaço está presente, devem ser tomadas medidas para controlar estes sintomas antes de se iniciar a terapia ativa. Isto pode implicar a descompressão da lesão periapical através de incisão e drenagem ou através de drenagem intracanal e administração de antibiótico apropriado. Quando o dente estiver assintomático, o tratamento é eletivo.

MATERIAIS UTILIZADOS PARA A APEXIFICAÇÃO

- Óxido de zinco e metacresilacetato
- Para-clorofenol canforado
- Fosfato tricálcico
- Gel de colagénio-fosfato de cálcio
- Fosfato tricálcico reabsorvível
- Cerâmica
- Hidróxido de cálcio
- MTA

Apexification Technique[1,94,101,102,113]

Pode ser -

- APEXIFICAÇÃO DE MÚLTIPLAS VISITAS
- APEXIFICAÇÃO NUMA VISITA

ETAPAS DA APEXIFICAÇÃO

- Radiografia pré-operatória
- Acesso Coronal
- Comprimento de trabalho/ Instrumentação
- IrrigaçãoZDesinfecção
- Secagem
- Colocação de material
- Acompanhamento
- Barreira temporária de paragem/controlo
- Obturação do canal radicular
- Restauração definitiva (selagem coronal)

1) É necessária uma radiografia pré-operatória para

a) avaliar o estádio de desenvolvimento das raízes.

b) avaliar o estado dos tecidos periapicais e

c) para a hipótese de comprimento de trabalho.

2) Uma técnica asséptica auxiliada pelo isolamento com dique de borracha é essencial, pois reduz o risco de contaminação salivar do canal radicular.

3) O acesso coronal é obtido

A abertura coronal convencional nem sempre oferece acesso direto ou suficiente aos canais radiculares e não permite que os instrumentos alcancem todas as paredes, resultando em áreas não instrumentadas. As aberturas coronais devem ser largas, mas deve ser evitado o desgaste excessivo da coroa[(87)]. O tamanho e a forma da câmara pulpar determinam o tamanho e a forma da preparação de acesso. Da mesma forma, num incisivo imaturo, os cornos pulpares estendem-se mais incisalmente do que a câmara pulpar média do adulto. A cavidade de acesso deve incorporar os cornos pulpares e eliminar qualquer formação de saliência.[1] Os cornos pulpares com o seu tecido necrótico contido precisam de ser movidos para evitar a descoloração posterior do dente.

Instrumentação

Para um procedimento de apexificação, o comprimento do tratamento inicial (comprimento de trabalho) é prolongado até ao ápice radiográfico e esta medida é registada para consultas subsequentes. Uma vez determinado o comprimento de trabalho, a limagem e a irrigação do canal radicular são efectuadas até que as paredes do espaço estejam relativamente limpas e lisas. A limagem adicional para além deste ponto pode tender a enfraquecer uma estrutura radicular anatomicamente fraca.

Um alargamento suficiente do segmento coronal para tornar o seu diâmetro maior do que o da apicalporção enfraqueceria significativamente a raiz e aumentaria o risco de fratura.[87]

O desbridamento cuidadoso do sistema de canais radiculares é um fator prévio para assegurar o encerramento apical. Utilizando alargadores e limas grandes, os detritos são removidos da metade coronal da polpa. No tratamento de dentes imaturos, os sistemas de canais são muitas vezes tão grandes que não podemos empregar a limagem tradicional na parede do canal; por isso, deve ser empregue o movimento de limagem circunferencial. Deve-se ter cautela no tratamento de um dente jovem, pois os túbulos dentinários ainda não receberam deposição intratubular significativa nem desenvolveram dentina peritubular significativa. Assim, há menos resistência à instrumentação. Deve ter-se o cuidado de não prolongar demasiado a instrumentação, uma vez que isso poderia introduzir hemorragia ou fluidos tecidulares no sistema de canais. A exceção à regra de não exagerar na instrumentação ocorre no caso de um abcesso apical em que é necessária a instrumentação (com uma lima de tamanho 20 ou 25) para estabelecer a drenagem da lesão apical. Depois de completar a abertura, remova o conteúdo da câmara pulpar com uma escavadora de colher de cabo longo e irrigue a câmara pulpar e o espaço do canal radicular.

Irrigação

O cuidado deve ser feito com seringa de irrigação endodôntica com quantidades copiosas de hipoclorito de sódio diluído, sempre associado à aspiração.

Na primeira consulta, seria aceitável utilizar hipoclorito de sódio para ajudar a dissolver e desinfetar o tecido necrótico residual. Deve ter-se cuidado ao utilizar este fluido de irrigação. Uma vez que, se não for fornecido espaço suficiente para a saída do irrigante, este pode ser forçado para além do forame apical e para os tecidos periapicais [133].

Numa consulta posterior, no entanto, a utilização de hipoclorito de sódio pode queimar quimicamente os tecidos periapicais em cicatrização, podendo causar um sequestro localizado.

SECAGEM DE CANAIS

A secagem pode muitas vezes ser difícil devido à infiltração de fluidos dos tecidos através do ápice para o canal aberto. As pontas de papel são pré-medidas para o comprimento de trabalho e não podem ser extrudidas para além do ápice. As pontas de papel actuarão como um irritante adicional para provocar hemorragia no sistema de canais radiculares se forem estendidas para o tecido de granulação que rodeia o ápice. É frequentemente desejável uma ponta de papel grossa invertida para obter uma ação de ligação.

COLOCAÇÃO DE MATERIAL

Tal como referido anteriormente, foram utilizados vários materiais para a técnica de apexificação.

- As pastas anti-sépticas, as pastas antibióticas, o selante do canal radicular, as técnicas de moldagem apical e o fosfato tricálcico, o fosfato de cálcio de colagénio, a destartarização retrógrada , o hidróxido de cálcio isolado ou misturado com outros materiais e, mais recentemente, a colocação de MTA têm sido defendidos para o selamento do ápice aberto.
- As tentativas de induzir o encerramento apical com uma cerâmica reabsorvível de fosfato tricálcico em macacos e humanos foram parcialmente bem sucedidas. Histologicamente, o ligamento periodontal mostrou regeneração e formação de tecido mineralizado no interior do canal, embora a ponte esteja incompleta.
- A cerâmica para dentes humanos provou ser eficaz, mas não mais do que o hidróxido de cálcio.

Resumo dos materiais utilizados para a apexificação[134]

Material	Root-end Closure	Histologic Response	Prognosis
Calcium hydroxide	Yes	Favourable	Generally good
Magnesium hydroxide	No	Questionable	Poor
Barium hydroxide	No	Unfavourable	Poor
Zinc oxide	Questionable	Unfavourable	Poor
Calcium oxide	Yes	Questionable	Fair
Calcium phosphate collagen gel	Questionable	Questionable	Questionable
Tricalcium phosphate	Yes	Favourable	Generally good
Resorbable ceramic	No	Favourable	Fair
Tricalcium phosphate	No	Favourable	Fair
Freeze-dried bone or dentin	No	Favourable	Fair
MTA	Yes	Favourable	Generally good

O uso de hidróxido de cálcio para o procedimento de calcificação do ápice foi introduzido por Kaiser em 1964. Ele propôs que este material misturado com Para-clorofenol canforado (CMCP) induziria a formação de uma barreira calcificada através do ápice.

Esta técnica foi popularizada por Frank em 1966, que acreditava que o fecho fisiológico completo não era necessário antes da obturação do canal radicular e que apenas deveria estar presente um ápice mais bem concebido para permitir a condensação adequada do material de obturação do canal radicular. Ele enfatizou a importância de reduzir a contaminação dentro do canal radicular por instrumentação e medicação. Além disso, estudos em animais mostraram que o tecido conjuntivo apical proliferou e se diferenciou em uma matriz calcificada denominada osteodentina. Esta era contínua com a pré-dentina no ápice e selava os ápices dos dentes tratados. Um achado importante neste estudo foi que a bainha epitelial de Hertwig não foi observada em nenhuma das secções e houve ausência definitiva de desenvolvimento contínuo da raiz.

HIDRÓXIDO DE CÁLCIO[80]

Propriedades.

- Tem um pH alcalino
- É bactericida
- Tem a propriedade de dissolver os tecidos
- Inibe a reabsorção dentária Estimula a calcificação apical

MECANISMO DE ACÇÃO

O mecanismo pelo qual o hidróxido de cálcio induz a formação de uma barreira apical sólida não está totalmente esclarecido mas, segundo alguns autores, é a atividade antibacteriana do hidróxido de cálcio que está na origem da formação da barreira apical sólida.

hidróxido que é atribuído à libertação de iões hidroxilo, que são altamente oxidantes e de baixa reatividade extrema. Estes iões causam danos na membrana citoplasmática bacteriana, desnaturação de proteínas e danos no ADN bacteriano.

enquanto outros enfatizam o seu pH elevado e o seu efeito direto nos tecidos moles periapicais apicais e O pH alcalino e os iões de cálcio podem desempenhar um papel separado.

FLOWCHART OF CALCIUM HYDROXIDE INDUCED MINERALIZATION

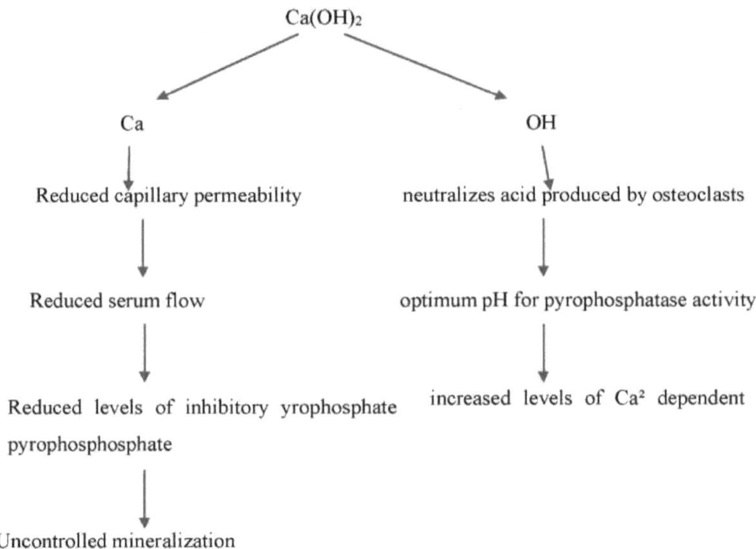

Além disso, foi observado o potencial osteogénico do hidróxido de cálcio e de outros materiais quando implantados no tecido conjuntivo de ratos e concluiu-se que o hidróxido de cálcio tinha um potencial único para induzir a formação de osso heterotópico.

Vários estudos realizados com hidróxido de cálcio mostraram a formação de um ápice que exibia um capeamento completamente calcificado e a formação de cemento celular e acelular e concluíram que as células do saco dentário que circundam o ápice aberto retinham o potencial de se diferenciar em cementoblastos.[5]

O hidróxido de cálcio tende a acelerar a taxa de crescimento apical e o encerramento do forame, resultando na deposição de tecidos duros dentários e osso, actua aumentando a concentração de cálcio no esfíncter pré-capilar e, além disso, o ião cálcio pode afetar a enzima pirofosfatase, que está envolvida na síntese de colagénio, cuja estimulação pode facilitar os mecanismos de reparação.[87]

Para dar opacidade e, assim, ajudar na interpretação radiográfica da extensão da pasta de hidróxido de cálcio no sistema de canais radiculares, adiciona-se sulfato de bário em pó à pasta. Recomenda-se a proporção de uma parte de sulfato de bário para oito (ou dez) partes de hidróxido de cálcio.

O hidróxido de cálcio pode também ser misturado com gluconato de clorexidina para obter um amplo espetro de ação antimicrobiana.[132]

Condensação

São necessários vários diâmetros de obturadores endodônticos embotados para a condensação vertical, de modo a garantir uma obturação densa. Os obturadores são pré-ajustados para o tamanho e comprimento corretos. Em primeiro lugar, seleciona-se um obturador que quase oclui o canal a uma distância de 2 a 3 mm do ápice radiográfico e que, no entanto, não se prende contra as paredes dentinárias.

A mistura é introduzida em pequenos incrementos, utilizando o pequeno barril de apenas metade cheio. Os obturadores devem ser pressionados firmemente contra a mistura numa direção vertical, e os tamanhos devem ser aumentados gradualmente à medida que o espaço do canal é preenchido. Se a pasta for colocada apenas até ao meio da raiz, pode não ocorrer uma barreira calcificada. No entanto, quando isso acontece, a barreira calcificada irá provavelmente formatar o nível do término da pasta. Deve ser efectuada uma radiografia para avaliar a qualidade da obturação do canal radicular e para verificar se está completa ou se existem alguns espaços radiolúcidos evidentes da ausência da pasta.

A ação desinfetante adicional do hidróxido de cálcio é eficaz após a sua aplicação durante, pelo menos, 1 semana, pelo que a continuação do tratamento pode ocorrer em qualquer altura após 1 semana. A continuação do tratamento não deve ser adiada por mais de 1 mês, uma vez que o hidróxido de cálcio pode ser lavado pelos fluidos dos tecidos através do ápice aberto, deixando o canal suscetível de reinfeção.[101]

Restauração oclusal temporária[102]

Sugere-se que o IRM ou o ZOE sejam utilizados como material de obturação temporário, exceto se for necessário um material de restauração semipermanente da cor do dente ou amálgama para a construção ou reforço da coroa.

A fim de permitir espaço suficiente para a colocação de um material de preenchimento adequado para o acesso entre tratamentos, o hidróxido de cálcio é condensado verticalmente na câmara pulpar a um nível de 1 ou 5 mm da abertura de acesso.

É necessária uma espessura de 4 mm de obturação temporária para criar um selamento adequado. Após a obturação da raiz, o material deve ser removido até abaixo do nível do osso marginal e deve ser colocada uma obturação de resina colada.

Procedimentos de enchimento

Para obter um resultado mais previsível, o hidróxido de cálcio deve ser mudado por rotina na primeira visita de observação de 6 semanas. Nalguns casos, a pasta pode ser mudada mais cedo. No entanto, não parece existir um consenso sobre a frequência com que o material deve ser mudado. No entanto, a solubilidade inerente do hidróxido de cálcio significa que a substituição em intervalos de 3 meses até ao encerramento do ápice parece ser aconselhável. A duração do tratamento é variável, com 5 a 20 meses relatados como o tempo antes da formação de uma barreira apical[140].

A renovação da pasta de hidróxido de cálcio é apoiada pela afirmação de que, quando em contacto com o dióxido de carbono do tecido, esta substância se transforma em carbonato de cálcio, alterando a capacidade indutora de mineralização.[133]

Entre os controlos clínico-radiográficos, os intervalos de tempo variam entre 30 dias, 60 dias e 90 dias, consoante o veículo utilizado na pasta de hidróxido de cálcio, o tipo de lesão

e fase da rizogénese,[133]

A pasta é removida com um instrumento endodôntico com cerca de metade do diâmetro (tamanho 40 a 70) que penetra e desaloja a pasta seca que é subsequentemente lavada com irrigação abundante de água esterilizada ou soro fisiológico. Muitas vezes, na incisal, metade da pasta de preenchimento está seca, mas a metade apical está húmida (mole).

No tratamento de apicificação, para evitar lesões nos tecidos apicais em cicatrização, o hidróxido de cálcio deve ser removido até um nível de aproximadamente 1 a 2 mm do comprimento do tratamento inicial (que estava ao nível do ápice radiográfico). Este será o novo comprimento de trabalho em consultas futuras. Ao secar o canal, é importante utilizar a ponta de papel de maior tamanho que o canal aceitará no novo comprimento de trabalho. Em última análise, na terapia de apexificação, é desejável uma ponte de tecido duro nos 1 a 2 mm apicais que o canal aceitará no novo comprimento de trabalho. Em última análise, uma ponte de tecido duro no apical de 1 a 2 mm é desejada na terapia de apexificação.

Recall

Como regra geral, o paciente deve ser chamado de volta 6 semanas após a segunda colocação de pasta e aproximadamente a cada 2 ou 3 meses, até que a deposição calcificada esteja completa[140]. O tempo total de tratamento é em média de 12 a 18 meses, mas pode variar de alguns meses a dois anos, dependendo principalmente do estado do fechamento da raiz no momento do tratamento inicial.

Quando a abertura apical é bastante ampla, e há presença de fluidos periapicais determinando a solubilização mais rápida da pasta, é necessário renovar o hidróxido de cálcio após 30 dias.[133]

Se a pasta estiver seca até ao ápice na primeira consulta, o doente pode ser colocado numa consulta de 2 a 6 meses. Se a pasta estiver húmida na metade apical, então a pasta deve ser

enforcado na próxima recolha após 6 semanas.

Uma observação radiográfica do estado da pasta no sistema de canais ajuda a determinar quando a pasta precisa de ser substituída nas consultas de revisão. Podem ser observadas radiograficamente áreas radiolucentes (vazias) no canal radicular, principalmente no terço apical, indicando a dispersão do hidróxido de cálcio e a necessidade de o substituir.

Se parecer haver uma diluição da pasta no canal (por exemplo, se ficar mais radiolúcida), o hidróxido de cálcio deve ser mudado. Se a segunda (ou subsequentes) obturações de pasta forem extrudidas e o canal, isso indica normalmente que a pasta terá de ser substituída numa consulta futura.

Se um doente voltar a desenvolver um trato sinusal e/ou desenvolver sintomas nos primeiros meses de tratamento, isso é uma indicação de que a pasta precisa de ser alterada.

Obturação final do sistema de canais radiculares

A remoção da pasta de hidróxido de cálcio é efectuada através da irrigação alternada com água esterilizada ou soro fisiológico, diluindo assim a pasta e a instrumentação com um movimento de alargamento. A instrumentação deve estender-se apenas até à barreira calcificada. A espessura da barreira faz com que o comprimento de trabalho seja normalmente 1 ou 2 mm inferior ao comprimento do tratamento inicial.

A obturação final só deve ser efectuada se o dente estiver à vista,

a. Ausência de sintomas
b. Ausência de qualquer fístula ou seio
c. Ausência ou diminuição da mobilidade
d. Resolução radiográfica da lesão periapical

Embora o hidróxido de cálcio tenha sido o material de eleição para a apexificação, vários autores têm trabalhado com outros materiais nos últimos anos.

O hidróxido de cálcio tem sido globalmente aceite e divulgado como o material de eleição para a apexificação para induzir o encerramento radicular. Uma das principais caraterísticas do hidróxido de cálcio é o seu potencial para facilitar a deposição de minerais no local de aplicação. Uma revisão dos estudos da literatura sobre a apexificação registou uma taxa de sucesso de 74 a 100% utilizando hidróxido de cálcio. Embora a vantagem do hidróxido de cálcio resida no facto de ter sido amplamente estudado e ter demonstrado sucesso, as desvantagens são o tempo de tratamento prolongado, a necessidade de várias visitas e radiografias.

Estudos relataram, em alguns casos, reabsorção radicular possivelmente causada por trauma e aumento do risco de fratura radicular[137,140] devido ao curativo do canal radicular por tempo prolongado com hidróxido de cálcio em dentes submetidos à apexificação.

Durante a última década, o agregado de trióxido mineral (MTA) tem sido investigado extensivamente e relatado como uma possível resposta a muitos desafios clínicos endodônticos.[140] Como alternativa ao hidróxido de cálcio, o agregado de trióxido mineral (MTA) foi desenvolvido para induzir a formação de tecido duro no ápice da raiz[138] e, utilizando o MTA, a apexificação pode ser efectuada numa única visita, o que é vantajoso em relação à apexificação tradicional com hidróxido de cálcio. Numerosos estudos histológicos demonstraram a sua propriedade osteocondutora e osteoindutora na regeneração dos tecidos perirradiculares, tais como o ligamento periodontal, o osso, e o cemento.[137]

Há também vários relatos da sua superior biocompatibilidade com os tecidos periodontais, excelente capacidade de selamento na presença de humidade[139] e tem propriedades mecânicas adequadas como material de selamento apical.

APEXIFICAÇÃO NUMA ETAPA

Foi definida como a condensação não cirúrgica de um material biocompatível na extremidade apical do canal radicular por Morse et al.

O objetivo é estabelecer uma paragem apical que permita a obturação imediata do canal radicular. Não existe qualquer tentativa de encerramento da extremidade da raiz. Em vez disso, é criado um batente apical artificial. Esta técnica de apexificação num só passo oferece uma alternativa aos casos prolongados com várias consultas de mudança de medicação que muitas vezes resultam numa tentativa falhada de encerramento da extremidade radicular.[141]

MATERIAIS UTILIZADOS

- Uma cerâmica reabsorvível de fosfato tricálcico (da Koenig's, Brilliant e Driskell). Harbert também demonstrou o sucesso a longo prazo da utilização de um tampão de fosfato tricálcico como barreira apical para a apexificação num só passo.
- Dentina e tampões de Ca(OH)2
- Lascas de dentina e hidroxiapatite
- MTA

AGREGADO MINERAL TRIOXÓIDE

Vantagens e propriedades

- Poupa tempo de tratamento.
- Pode induzir a formação (regeneração) de dentina, cemento, osso e ligamento periodontal.
- Excelente biocompatibilidade e propriedades mecânicas adequadas.
- Excelente capacidade de selagem. Produz uma barreira artificial, contra a qual um material obturador pode ser condensado.

- Endurece (fixa) na presença de humidade. Mais radiopaco do que o hidróxido de cálcio
- Vasoconstritor

Desvantagens

- Potencial de descoloração.
- Caraterísticas de manuseamento difíceis,
- Tempo de presa longo, custo elevado do material,
- A ausência de um solvente conhecido para este material,
- Dificuldade de remoção após a cura.

O MTA proporciona um excelente meio de gerar um tampão apical sobre o qual pode ser colocada guta-percha ou resina. Vários autores demonstraram que o MTA promoveu a reparação apical e formou-se uma barreira apical aceitável que promoveu a cicatrização apical. Referiram que a indução de uma barreira apical de tecido duro não era essencial, uma vez que o próprio MTA utilizado como tampão apical fornece o batente apical necessário para as obturações dos canais radiculares[98].

O tamanho recomendado para o tampão MTA apical é de 4 mm e também foi sugerido que a colocação ultra-sónica é aconselhável, seguida de uma obturação de resina na secção coronal do canal.

Os passos recomendados para a colocação de um tampão apical de MTA em canais radiculares com ápices abertos

a. Anestesia (se necessário).
b. Isolamento do dique de borracha.
c. É obtido o acesso ao espaço do canal radicular.
d. O comprimento de trabalho foi determinado radiograficamente.
e. Desinfeção com hipoclorito de sódio ou clorhexidina.
f. Remoção cuidadosa do tecido necrótico até ao nível em que a hemorragia é detectada pela primeira vez (mas não deve exceder o comprimento do canal

radicular). Em vez de limar agressivamente as paredes finas do canal radicular, é preferível escovar suavemente as paredes e utilizar uma quantidade generosa de irrigação com hipoclorito de sódio e soro fisiológico.

g. O canal foi seco, seguido da colocação de pasta de hidróxido de cálcio como medicamento intracanal. Uma vez que a limpeza mecânica do canal radicular é algo limitada e que a remoção de dentina de canais radiculares já finos irá enfraquecer ainda mais o dente, a desinfeção deve ser obtida através da utilização de hipoclorito de sódio e medicação com hidróxido de cálcio. Tendo em conta que algumas formulações de hidróxido de cálcio podem tornar a dentina do canal radicular mais frágil, é importante limitar a exposição ao hidróxido de cálcio a um mês ou menos. Existem boas provas de que a utilização de cálcio intracanal é muito eficaz se for deixada no local até duas semanas. Após a colocação do hidróxido de cálcio, é colocada uma película de algodão sobre o mesmo.

h. A cavidade de acesso é selada com um cimento provisório, que proporcionará uma boa proteção durante o período de tempo até à marcação da consulta para completar o tratamento. 9. Na consulta seguinte, remova cuidadosamente a medicação de hidróxido de cálcio, lave o canal abundantemente e seque-o com cuidado. Se ocorrer uma hemorragia, esta pode ser estancada com a utilização de uma bola de algodão revestida com pó de hidróxido de cálcio, após o que o canal pode ser novamente seco com pontas de papel. Não é necessário secar totalmente o canal, uma vez que o MTA necessita de humidade para curar.

i. O MTA é misturado com água destilada até obter uma consistência arenosa. A mistura deve ser colocada com o transportador de MTA na porção apical do canal. Antes de colocar o MTA no canal radicular, deve decidir-se quanto do canal deve ser preenchido com MTA. Pode utilizar-se um "tampão" de MTA apical (pelo menos 4 mm) e preencher o resto do canal com guta-percha (depois de o tampão apical estar curado), ou preencher todo o canal com MTA. Em qualquer uma das abordagens, recomenda-se que se aguarde até que o MTA esteja curado (mínimo de 4-6 horas) antes de concluir o tratamento.

j. O material é condensado com bujões manuais até uma espessura de 3-4 mm.

k. Durante o período de polimerização, uma bola de algodão húmido é mantida coronal ao MTA.

l. A abertura de acesso é fechada com um enchimento temporário.

m. Após a cura do MTA, a abertura de acesso coronal pode ser restaurada com resina composta colada.

Quando a apexificação é efectuada utilizando o MTA como tampão apical, o período de tempo durante o qual o canal é exposto ao hidróxido de cálcio é bastante curto.

Um dente que tenha sido submetido a um procedimento de apexificação com MTA deve ser monitorizado radiográfica e clinicamente. O resultado desejável é um dente assintomático e em torno do qual o tecido de suporte alveolar é radiograficamente aceitável sem evidência de reabsorção ou doença periapical.

TEMPO NECESSÁRIO PARA A FORMAÇÃO DA BARREIRA APICAL

De acordo com vários estudos efectuados, verifica-se que varia entre 14 e 75 meses. (heithersay) Poucos autores utilizaram pasta de hidróxido de cálcio e obtiveram um encerramento dentro de 6 a 12 meses. (chawla) e também de 1 a 30 meses. (Kleier)

Frank descreveu quatro tipos básicos de fechamento de canal resultantes da terapia de apexificação. O tratamento de apexificação de Cathey de um incisivo imaturo demonstrou um quinto tipo de fechamento de canal.[86]

Os quatro tipos de encerramento de canais descritos por Frank em 1966 são

1. Desenvolvimento apical contínuo com uma recessão definida, embora mínima, do canal radicular, ou seja, o ápice desenvolve-se normalmente.

2. Desenvolvimento apical contínuo sem qualquer alteração no espaço do canal radicular (apexificação em cúpula), ou seja, maturação apical produzida sem que o canal radicular altere a sua forma.

3. Ponte calcária fina, formação no ápice sem desenvolvimento apical. Os

macacos fechados por

uma ponte calcificada de paredes finas, mas mantém-se em forma de bacamarte.

4. Ausência de desenvolvimento apical com uma ponte calcificada apenas coronal ao ápice. O ápice tem a forma de um arco e a ponte de tecido calcificado é formada abaixo dele.

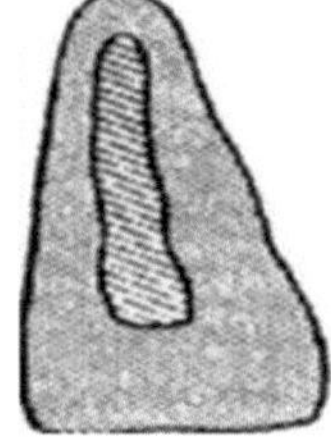
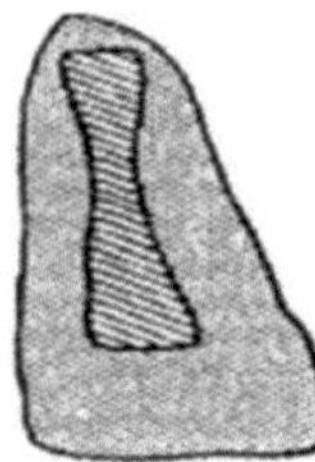
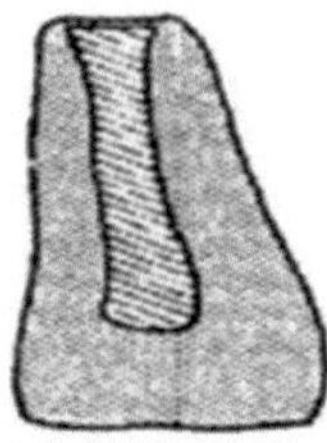
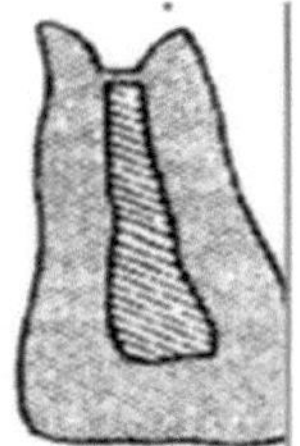

O quinto tipo de obturação do canal descrito por Gerald M. Cathey é um desenvolvimento apical contínuo com uma ponte calcificada apenas coronal ao ápice.

FACTORES QUE AFECTAM O DESENVOLVIMENTO DAS RAÍZES

1. Condição pulpar

A vitalidade é mantida, tal como na pulpotomia ou na proteção direta da polpa, ocorre a formação completa da raiz.

2. Fases da formação das raízes

A polpa apresenta necrose nas fases iniciais da rizogénese, formando-se uma raiz curta; na fase avançada, forma-se uma raiz completa.

3. Presença de lesão periapical

A reparação ocorre pelas células do ligamento periodontal, formando um tecido duro do tipo cementóide. A extensão da lesão afecta a formação da raiz. Quanto maior a lesão, menor o número de células regeneradoras para formar a matriz cementóide.

4. Intensidade do traumatismo

As lesões traumáticas podem desorganizar a papila dentária ou desarticular a bainha radicular de Hertwig, condições desfavoráveis para a formação normal da raiz

5. Técnicas endodônticas

Os métodos que favorecem a formação de raízes são

- Desbridamento completo dos canais radiculares.
- Utilização de soluções medicamentosas ou não agressivas no tecido apical e periapical.
- Biomecânica adequada à biologia dos tecidos remanescentes obturação hermética do canal radicular estimulando a formação da matriz de tecidos duros.

Endodontia regenerativa

A regeneração endodôntica é a substituição da estrutura danificada, incluindo a dentina e as estruturas radiculares, bem como as células do complexo polpa-dentina.

A definição recente de endodontia regenerativa, tal como é dada pelo Glossário de Termos Endodônticos da Associação Americana de Endodontistas (2012), é "procedimentos de base biológica concebidos para substituir fisiologicamente as estruturas dentárias danificadas, incluindo a dentina e as estruturas radiculares, bem como as células do complexo polpa-dentina".

De acordo com o Glossário de Termos Endodônticos, a restauração do suprimento sanguíneo é denominada revascularização.

Tem havido um debate sobre qual dos termos revascularização, regeneração ou revitalização é o mais apropriado para descrever o resultado dos procedimentos usados para regenerar o tecido pulpar[143].

O termo revascularização é mais comummente associado à literatura sobre traumatismos dentários e descreve o restabelecimento do fornecimento vascular a dentes permanentes imaturos. A revitalização descreve o crescimento de tecido vital que não se assemelha ao tecido original perdido.

A necrose pulpar num dente imaturo com um ápice aberto pode ter consequências devastadoras para os pacientes e representa um desafio distinto para o pedodontista, uma vez que são difíceis de desbridar e apresentam um risco acrescido de uma fratura cervical subsequente devido às paredes dentinárias finas.

Antes de 2004, os clínicos confiavam nos procedimentos tradicionais de apexificação ou no uso de barreiras apicais para tratar dentes imaturos com necrose pulpar.

Isto resulta num problema de restauração, uma vez que os implantes são geralmente contra-indicados em pacientes jovens com um esqueleto craniofacial em crescimento.

Muitos tecidos têm a capacidade de se auto-regenerar, desde que estejam reunidas as condições corretas. O osso tem a capacidade de se regenerar e reparar. A perda óssea causada por infeção endodôntica, doença periodontal ou trauma pode ser restaurada com o tempo.[132]

A terapia endodôntica regenerativa oferece uma abordagem alternativa de tratamento que se baseia nos princípios da medicina regenerativa e da engenharia de tecidos. O objetivo da terapia é tratar com sucesso dentes imaturos através da regeneração do tecido pulpar funcional utilizando protocolos.[145] Atualmente, existem dois conceitos na endodontia regenerativa para tratar dentes infectados não vitais

1) Tecnologia de engenharia de tecidos - a procura ativa da regeneração da polpa dentária para implantar ou fazer crescer novamente a polpa.
2) Revascularização - espera-se que um novo tecido vivo se forme a partir do tecido presente no próprio dente, permitindo a continuação do desenvolvimento da raiz.

APLICAÇÕES DOS PROCEDIMENTOS REGENERATIVOS: A substituição de tecidos orais afectados por

- Doenças hereditárias
- Trauma
- Doenças neoplásicas ou infecciosasOBJECTIVOS são também Regenerar o

tecido pulpar, idealmente o complexo dentina-polpa.

o Regenerar a dentina coronal danificada, por exemplo, após uma exposição cariosa.

o Regenerar raiz reabsorvida, dentina cervical ou apical

Códigos CDT da ADA para procedimentos de regeneração pulparPrimeira fase do tratamento:[146]

D3351 desbridamento e colocação de medicação antibacteriana.

Fase intermédia (repetição da primeira fase):

D3352 substituição provisória de medicamentos

Fase final:

D3354 Regeneração pulpar (conclusão do tratamento regenerativo num dente permanente imaturo com uma polpa necrótica); não inclui restauração final.

O sucesso clínico da terapia endodôntica regenerativa dependerá dos seguintes resultados clínicos:

- Fluxo sanguíneo vascular
- Células odontoblastóides mineralizantes
- Inervação aferente intacta
- Ausência de sinais ou sintomas

REVASCULARIZAÇÃO - Regeneração de tecidos a partir de células dos próprios dentes.

O conceito de revascularização foi introduzido por Ostby em 1961 e em 1966, Rule e winter documentaram o desenvolvimento radicular e a formação de barreira apical em casos de necrose pulpar em crianças.[14]

Pensa-se que o desenvolvimento de tecido de granulação normal e estéril no interior do canal radicular auxilia a revascularização e a estimulação dos cementoblastos ou das células mesenquimatosas indiferenciadas no periápice, levando à deposição de um material calcário no ápice, bem como nas paredes lateraldentárias[142].

Em 2001, Iwaya et al e, em 2004, Banchs e Trope demonstraram as vantagens desta modalidade de tratamento, que resultou numa maturação normal radiograficamente aparente de toda a raiz, em comparação com um resultado de apenas uma formação de barreira calcificada no ápice após a apexificação convencional induzida por hidróxido de cálcio.

Basicamente, o tecido do corpo é composto por dois componentes: as células e o ambiente circundante. Este último inclui a MEC para a proliferação e diferenciação celular (suporte natural). A abordagem de revascularização em dentes permanentes jovens infectados com ápice radicular imaturo e periodontite apical foi tentada pela primeira vez em 1971, mas não teve sucesso devido às limitações das tecnologias, materiais e instrumentos disponíveis na altura. Porém, com as tecnologias atualmente disponíveis, vários relatos de casos documentaram a revascularização de sistemas de canais radiculares necróticos através da desinfeção seguida do estabelecimento de hemorragia no sistema de canais através de instrumentação excessiva[14,144].

O método de revascularização pressupõe que o espaço do canal radicular foi desinfectado e que a formação de um coágulo sanguíneo produz uma matriz (por exemplo, fibrina) que retém células capazes de iniciar a formação de tecido novo. É diferente da apexificação porque não só o ápice é fechado como também as paredes do canal são mais espessas. Também é diferente da apexogénese que também consegue um ápice fechado e paredes dentinárias mais espessas, mas, através da utilização da polpa radicular vital remanescente.[144]

Em 2004, Banchs e Trope publicaram um relato de caso descrevendo o procedimento de revascularização. O protocolo difere das técnicas tradicionais de apexificação na medida em que a desinfeção do canal é feita tanto com hipoclorito de sódio quanto com clorexidina e, como descrito, uma combinação de três antibióticos (ciprofloxacina, metronidazol e minociclina).[142,144]

Numa consulta subsequente, após uma média de 3 semanas, na ausência de sintomas, o dente é reentrado, a pasta é removida e o tecido é irritado até ser induzida uma hemorragia no canal. O canal é selado com agregado de trióxido mineral que é colocado sobre o coágulo sanguíneo e, após a presa do MTA, é colocada uma restauração colada . Ao contrário da apexificação tradicional ou da utilização de barreiras apicais, os procedimentos de revascularização permitem o aumento do comprimento da raiz e da espessura da parede radicular.

Nos dois anos seguintes, observa-se um aumento gradual do desenvolvimento das raízes

Os estudos de revascularização estabeleceram os seguintes pré-requisitos:[142,145,146]

1. A revascularização ocorre de forma mais previsível em dentes com ápices abertos e polpa necrótica secundária a trauma
2. Ápice aberto> 1,5 mm.
3. As bactérias devem ser removidas do canal através de qualquer um dos seguintes métodos:

- 3 pasta antibiótica tripla "mix-MP" constituída por ciprofloxacina, metronidazol e minociclina (mistura 1:1:1)

- Hidróxido de cálcio,
- Formocresol

4. Selagem coronal efectiva.
5. Matriz na qual podem crescer novos tecidos.
6. . Os doentes devem ser jovens.
7. Utilização de anestésico sem vasoconstritor quando se tenta induzir a hemorragia Não instrumentação dos canais.
8. O hipoclorito de sódio é utilizado como irrigante.
9. A formação de um coágulo sanguíneo serve provavelmente como um suporte proteico que permite o crescimento tridimensional do tecido.

PROCEDIMENTO:

Primeira nomeação-

- Após uma anestesia local adequada, é efectuado o isolamento do dique de borracha e o acesso.
- Irrigação abundante e suave com 20 ml de NaOCl e 10 ml de clorhexidina a 0,12%
- Canais secos
- Misturar 1:1:1 ciprofloxacina metronidazol: minociclina (alternativa: pasta de Ca(OH)2)
- Introduzir no sistema de canais através da espiral Lentulo, do sistema MAP ou da seringa Centrix.
- Se for utilizada uma pasta antibiótica tripla, certifique-se de que esta permanece

abaixo da JCE (minimizar a coloração da coroa)

- Vedação com cavidade de 4 mm.
- Afastar o doente durante 3-4 semanas

Segunda Nomeação-

- Anestesia administrada sem vasoconstritor seguida de isolamento com dique de borracha.
- Irrigação abundante e suave com 20 ml de NaOCI
- Secar com uma ponta de papel.
- Criar hemorragia no sistema de canais através de instrumentação excessiva (endo file, endoexplorer).
- Parar a hemorragia a 3 mm da JCE.
- Colocar o CollaPlug.
- Colocar 3-4 mm de MTA e ionómero de vidro reforçado

Acompanhamento

O exame radiográfico e clínico deve revelar a regeneração do crescimento da raiz e o aumento da largura das paredes dentinárias. Não deve ser evidente qualquer dor ou inchaço dos tecidos moles.

MECANISMO DE REVASCULARIZAÇÃO[142]

É possível que algumas células vitais da polpa permaneçam na extremidade apical dos canais radiculares. Estas células podem proliferar na matriz recém-formada e diferenciar-se em odontoblastos sob a influência organizadora das células da bainha epitelial radicular de Hertwig, que são bastante resistentes à destruição, mesmo na presença de inflamação. Os odontoblastos recém-formados podem depositar uma dentina tubular na extremidade apical, causando a apexogénese, bem como nos aspectos laterais das paredes dentinárias do canal radicular, reforçando e fortalecendo a raiz.

- Outro mecanismo possível para o desenvolvimento contínuo da raiz pode ser devido às células estaminais multipotentes da polpa dentária, que estão presentes nos dentes permanentes e podem estar presentes em abundância nos dentes imaturos. Essas células da extremidade apical podem ser semeadas nas paredes dentinárias existentes e podem se diferenciar em odontoblastos e depositar dentina terciária ou tubular.
- O terceiro mecanismo possível pode ser atribuído à presença de células estaminais no ligamento periodontal, que podem proliferar, crescer para a extremidade apical e dentro do canal radicular, e depositar tecido duro tanto na extremidade apical como nas paredes laterais da raiz. A evidência em apoio a esta hipótese é a presença de cemento e fibras de Sharpy nos tecidos recém-formados.
- O quarto mecanismo possível de desenvolvimento radicular pode ser atribuído a células estaminais da papila apical ou da medula óssea. A instrumentação para além dos limites do canal radicular para induzir hemorragia pode também transplantar células estaminais mesenquimatosas do osso para o lúmen do canal. Estas células têm uma grande capacidade de proliferação.
- Outro mecanismo possível poderia ser o facto de o próprio coágulo sanguíneo, sendo uma fonte rica de factores de crescimento, poder desempenhar um papel importante na regeneração. Estes incluem o fator de crescimento derivado das plaquetas, o fator de crescimento endotelial vascular (VEGF), o fator de crescimento epitelial derivado das plaquetas e o fator de crescimento tecidular. Estes factores estimulam a diferenciação, o crescimento e a maturação de

fibroblastos, odontoblastos, cementoblastos, etc., a partir de células mesenquimatosas imaturas e indiferenciadas na matriz tecidular recém-formada.

- A regeneração de tecidos, em vez da sua substituição por substitutos artificiais, é um domínio emergente e excitante nas ciências da saúde.

FACTORES QUE DETERMINAM O ÊXITO DO PROCEDIMENTO[144]

1. A velocidade com que o tecido revasculariza completamente o espaço pulpar é importante porque as bactérias do exterior estão continuamente a tentar entrar no espaço pulpar. A polpa isquémica necrótica actua como um andaime no qual o novo tecido cresce, e o facto de a coroa estar normalmente intacta atrasa a penetração bacteriana porque o seu único acesso à polpa é através de fissuras ou defeitos no esmalte. Assim, a corrida entre a proliferação de tecido novo e a infeção do espaço pulpar favorece o tecido novo.
2. A instrumentação mínima preserva o tecido pulpar viável, o que contribui para o desenvolvimento da raiz do ápice aberto.
3. Os doentes jovens têm uma maior capacidade de cicatrização e um maior potencial de regeneração das células estaminais.
4. A velocidade com que o tecido revasculariza completamente o espaço pulpar é importante porque as bactérias do exterior estão continuamente a tentar entrar no espaço pulpar. A polpa isquémica necrótica actua como um andaime no qual o novo tecido cresce, e o facto de a coroa estar normalmente intacta retarda a penetração das bactérias porque o seu único acesso à polpa é através de fissuras ou defeitos no esmalte. Assim, a corrida entre a proliferação de tecido novo e a infeção do espaço pulpar favorece o tecido novo.

5. A instrumentação mínima preserva o tecido pulpar viável, o que contribui para o desenvolvimento da raiz do ápice aberto.

6. Os doentes jovens têm uma maior capacidade de cicatrização e um maior potencial de regeneração das células estaminais.

VANTAGENS da revascularização do canal radicular:

a. A maior vantagem destas abordagens biológicas para a restauração de tecidos dentários em relação a muitos materiais dentários convencionais é o facto de as matrizes reparadoras se tornarem parte integrante do dente, ultrapassando qualquer um dos problemas de retenção de uma restauração e possível microinfiltração bacteriana marginal.

b. Esta abordagem de tratamento reforça as paredes das raízes dos dentes imaturos.

c. A possibilidade de maior desenvolvimento da raiz e reforço das paredes dentinárias através da deposição de tecido duro, reforçando assim a raiz contra a fratura.

Requer um tempo de tratamento mais curto; após o controlo da infeção, pode ser concluído numa única visita. Também é muito económico, porque o número de visitas é reduzido e não é necessário material adicional (como TCP, MTA).

São necessários mais estudos sobre a revascularização do canal radicular:

- Os achados radiográficos de espessamento contínuo da parede dentinária não abordam a natureza celular deste material calcificado. Em contraste, a origem das células que regeneram o tecido pulpar de substituição na construção da polpa dentária implantada é de origem endodôntica.

- Embora esses relatos de casos envolvam principalmente o tratamento de dentes permanentes imaturos, é bem possível que o conhecimento adquirido com essa aplicação clínica tenha valor no desenvolvimento de procedimentos endodônticos regenerativos para os dentes permanentes totalmente desenvolvidos.

É mais provável que o tecido no espaço pulpar seja mais semelhante ao ligamento periodontal do que ao tecido pulpar

ENGENHARIA DE TECIDOS

Pode ser definida como "um domínio interdisciplinar que aplica os princípios da engenharia e das ciências da vida para o desenvolvimento de substitutos biológicos que restauram, mantêm ou melhoram a função dos tecidos"[(144,146)].

Os três componentes-chave da engenharia de tecidos são[146]

- Células estaminais para responder a factores de crescimento.
- Suporte de matriz extracelular (ECM).
- Factores de crescimento (sinais para a morfogénese).

CÉLULAS STEM

As células estaminais são células indiferenciadas que se dividem continuamente e são definidas como células clonogénicas capazes de auto-renovação e de diferenciação em várias linhas, uma vez que se pensa que são células indiferenciadas com vários graus de potência e plasticidade". Diferenciam-se numa célula estaminal filha e numa célula progenitora.

Existem dois tipos principais:

i. embrionário,

ii. adulto ou pós-natal.

As células estaminais embrionárias são capazes de desenvolver mais de 200 tipos de células e estão localizadas na massa celular interna da fase de desenvolvimento do blastocisto.

Em contrapartida, a célula estaminal pós-natal pode dividir-se e criar outra célula semelhante a si própria e também uma célula mais diferenciada do que ela, mas a capacidade de diferenciação noutros tipos de células é limitada.

Isto é descrito como sendo "multipotente" e é uma caraterística distintiva das células estaminais adultas em comparação com as propriedades "pluripotentes" ou "omnipotentes" observadas nas células estaminais embrionárias e foram isoladas de vários tecidos, incluindo medula óssea, tecido neural, polpa dentária e ligamento periodontal[142,144].

Foram isolados vários tipos de células estaminais adultas a partir de dentes, como se indica a seguir[146].

- DPSCS ; Células estaminais da polpa dentária de dentes permanentes (3ºs molares)
- SHEDS; Células estaminais de dentes decíduos esfoliados humanos
- PDLSCS; Células estaminais do ligamento periodontal
- SCAPS ; Células estaminais da papila apical
- DFPCS; Células estaminais progenitoras do folículo dentário

Para além destas, estão a ser estudadas mais duas células estaminais pós-natais -

- Células estaminais de dentes supranumerários-Mesiodens.
- Células estaminais de dentes extraídos para fins ortodônticos.

Uma vez que a obtenção de células estaminais embrionárias é controversa e está rodeada de questões éticas e jurídicas, muitos investigadores estão agora a centrar a sua atenção no desenvolvimento de uma terapia com células estaminais utilizando células estaminais pós-natais doadas pelos próprios doentes ou pelos seus familiares próximos,[144]

As células estaminais são frequentemente classificadas de acordo com a sua origem:

As células estaminais autólogas são obtidas do mesmo indivíduo em que serão implantadas.

Células estaminais alogénicas - são provenientes de um dador da mesma espécie.

Células xenogénicas - são as células isoladas de indivíduos de outra espécie

FACTORES DE CRESCIMENTO

Os factores de crescimento são proteínas que se ligam a receptores na célula e actuam como sinais para induzir a proliferação e/ou diferenciação celular[144]. Exemplos de factores de crescimento chave na formação da polpa e da dentina incluem a proteína morfogenética óssea, o fator de crescimento transformador beta e o fator de crescimento fibroblástico.

As REPs actuais visam utilizar factores de crescimento encontrados nas plaquetas e na dentina. Estudos recentes demonstraram que a dentina contém uma série de moléculas bioactivas que, quando libertadas, desempenham um papel importante nos procedimentos regenerativos.[146]

Muitos factores de crescimento são bastante versáteis, estimulando a divisão celular em numerosos tipos de células. Os factores de crescimento desempenham um papel na sinalização de muitos eventos na regeneração da polpa dentária, enquanto outros são mais específicos para cada célula.

Duas importantes famílias de factores de crescimento que desempenham um papel vital são

1. fator de crescimento transformador (TGF)
2. proteína morfogenética óssea (BMP).

O TGF-B1 e o B3 são importantes na sinalização celular para a diferenciação dos odontoblastos e para a estimulação da secreção da matriz dentinária. Estes factores de crescimento são secretados pelos odontoblastos e são depositados na matriz dentinária, onde permanecem protegidos numa forma ativa através da interação com outros componentes da matriz dentinária.

As BMPs induzem uma maior quantidade e uma dentina reparadora mais homogénea, com a presença de muitos tubos com processo odontoblástico definido, em comparação com o hidróxido de cálcio. Foi demonstrado que a BMP-2, a BMP-4 e a BMP-7 dirigem a diferenciação de células estaminais em odontoblastos e resultam na formação de dentina, tornando a família BMP a candidata mais provável como factores de crescimento.

Alguns materiais naturais como a dentina também são utilizados porque libertam moléculas bioactivas. O derivado da matriz do esmalte também é capaz de induzir a formação de dentina quando aplicado ao complexo dentina-polpa. A angiogénese deficiente é um dos principais obstáculos à regeneração dos tecidos.

Atualmente, estão a ser estudadas as seguintes abordagens para o desenvolvimento de uma vasculatura que suporte as necessidades metabólicas dos tecidos artificiais:

- As células endoteliais transplantadas podem aumentar a vasculatura em suportes de polímeros e integrar-se nos capilares do hospedeiro em crescimento.
- Fornecimento localizado de factores angiogénicos indutivos (VEGF, PDGF, EGF) no local do tecido artificial.
- Co-transplante de células estaminais hematopoiéticas e mesenquimais.

LIMITAÇÕES

- Embora a polpa de substituição tenha o potencial de revitalizar os dentes, também pode tornar-se suscetível a novas doenças da polpa e pode necessitar de retratamento; a implantação de tecido de engenharia também requer métodos de controlo microbiológico melhorados necessários para uma regeneração adequada do tecido.
- O sucesso das aplicações clínicas das células estaminais da polpa é limitado pelas condições de cultura e pela natureza do microambiente em que as células estaminais multipotentes primitivas da polpa são mantidas e expandidas.
- Para melhorar a capacidade de aderência das construções de polpa dentária às paredes dos canais radiculares, parece que o desenho ideal do suporte tem a mesma forma dos cones de guta-percha. Os investigadores utilizaram dentes de um único canal e suportes cilíndricos numa tentativa de simplificar o processo de transplante.
- Uma anatomia mais complexa do canal radicular exigirá suportes mais complexos

ou a utilização de suportes mais flexíveis para efetuar a endodontia regenerativa

- As construções de tecido pulpar dentário aderiram mais completamente aos aspetos coronais do canal radicular e menos completamente aos aspetos médios e apicais. Este facto deveu-se provavelmente à complexidade crescente da anatomia do canal radicular em direção ao ápice e às restrições físicas dos materiais de suporte, bem como ao método de colocação.
- Uma vez que a maior parte das peças de engenharia de tecidos foram desenvolvidas utilizando moléculas sinalizadoras muito potentes para induzir a transformação e o crescimento das células estaminais, é necessário encontrar uma forma de garantir que esta transformação e crescimento não continuem fora de controlo quando implantadas.
- A correspondência entre o envelhecimento das peças de engenharia de tecidos implantadas e o dos tecidos e órgãos circundantes é também um grande obstáculo.

Conclusão

Predominantemente, a patologia dos dentes permanentes jovens com ápices abertos e formação incompleta da raiz veste aspectos variados cujos efeitos colaterais são distúrbios do desenvolvimento e maturação apical.

A forma como os dentes permanentes jovens são tratados tem avançado nos últimos anos. A compreensão da biologia da polpa, o processo de cárie, a importância do controlo da hemorragia da polpa vital, a desinfeção da polpa necrótica e a aplicação de vários materiais contribuem para este progresso. As intervenções precoces utilizando materiais bioactivos recentemente desenvolvidos e abordagens de tratamento modificadas podem adiar ou evitar a necessidade de cuidados endodônticos mais extensos que podem, em última análise, comprometer a sobrevivência do dente.

Por conseguinte, o objetivo do tratamento de dentes permanentes jovens é potenciar a capacidade regenerativa da polpa afetada, permitindo a formação de dentina reparadora e a continuação da maturação radicular, pelo que devem ser feitos todos os esforços para conseguir o encerramento geneticamente programado dos forames que permanecem abertos devido à morte precoce da polpa.

Um ápice aberto não significa que haja um fim para a deposição de tecido duro na região do ápice, em vez disso, é uma região dinâmica capaz de auto-regeneração.

Um resultado endodôntico pediátrico bem sucedido leva ao restabelecimento de tecidos periodontais saudáveis e à manutenção de uma quantidade máxima de porções não inflamadas de tecido pulpar para melhorar a apexogénese e a formação de dentina radicular.

Referências

1. Norman Levine, Franklin Pulver e Calvin D. Tomeck. Pulpal therapy in primary and young permanent teeth In Stephen H.Y. Wei. Pediatric dentistry: total patient care. Philadelphia: Lea & Febiger, 1988. p.298-311

2. Leif K. Bakland. O papel da endodontia na dentisteria pediátrica; Endodontic Topics.2010; 23:3-5

3. Esian D, Monea AL. Gestão de dentes permanentes jovens com doenças da polpa - um guia terapêutico de dentes com ápice aberto; Ata Medica Transilvanica. setembro 2011;2 (3): 446-449

4. Bogen G, Nicholas P. Chandler. Preservação pulpar em dentes imaturos. Tópicos de Endodontia. 2012; 23:131-152

5. James L. Gutmann. Terapia pulpar. Parte 3: endodontia pedodôntica para dentes permanentes jovens: Ray E. Stewart. Pediatric dentistry: scientific foundation and clinical practice. St. Louis: C.V. Mosby. 1982. p.926-937

6. Omar A.S. El Meligy, David R. Avery. Comparação do MTA e do hidróxido de cálcio como agentes de pulpotomia na apexogénese de dentes permanentes jovens. Odontopediatria. 2006.28:5

7. Zhang W, Yelick PC. Vital Pulp Therapy Progresso atual da regeneração e revascularização da polpa dentária. Jornal Internacional de Medicina Dentária. 2010

8. Horsted P, Sondergaard B. Estudo retrospetivo de compostos de hidróxido para capeamento pulpar direto. Endod DentTraumatol. 1985; 1: 29-34.

9. Lim KC, Kirk EEJ. Capeamento pulpar direto: uma revisão Endod Dent Traumato. 1987; 3: 213-219

10. Todea C, Kerezsi C. Capeamento pulpar da terapia convencional à terapia assistida por laser. J Oral Laser Applications 2008; 8: 71-82.

11. Hargreaves KM, Geisler T. Potencial de regeneração dos dentes permanentes jovens: O que é que o futuro nos reserva? Pediatr Dent. 2008; 30: 253-60.

12. Bjorndal L. Terapia Pulpar Indireta e Escavação por Passos. J Endod. 2008; 34: S29- S33.

13. Ghoddusi J, Shahrami F. Avaliação clínica e radiográfica da terapia pulpar vital em

dentes de ápice aberto com MTA e ZOE. Jornal dentário do estado de Nova Iorque. abril de 2012

14. Archana MS, Sujana V. Revascularização Dentária e Investigação Médica. 2012; 5(1). Uma visão geral. Jornal de Medicina Dentária Internacional e Medicalresearc.2012;5(1).

15. George T.J. Huang, Wataru Sonoyamu. O tesouro escondido na papila apical: regeneração pulpar e engenharia biorootécnica. J Endod. 2008;34: 645-651

16. Murray PE, Garcia-Godoy F. A incidência de defeitos de cicatrização pulpar com materiais de capeamento direto. Am J Dent. 2006; 19: 171-177.

17. Walia T, Chawla HS, Gauba K... Tratamento de ápices abertos em dentes permanentes não vitais com pasta de Ca(OH)2. J Clin Pediatr Dent. 2000; 25(1): 51-56.

18. Cortes O, Garcia C. Avaliação pulpar de dois sistemas adesivos em dentes de rato. J Clin Pediatr Dent. 2000 Fall; 25(1): 73-7.

19. Chen MY, Chen KL. Resposta de dentes permanentes imaturos com tecido pulpar necrótico infetado à revascularização. Int Endod J. 2012 Mar;45(3):294-305.

20. Radhakrishnan S, Munshi AK, Hegde AM. Oximetria de pulso: um instrumento de diagnóstico no teste de vitalidade pulpar. J Clin Pediatr Dent. 2002 Winter; 26(2): 141-45.

21. Twati WA, Wood DJ. Avaliação do efeito do hidróxido de cálcio não endurecedor na dentina humana: um estudo piloto. Eur Arch Paediatr Dent. 2009 junho; 10 (2): 104-9.

22. Cardenas-Duque LM, Yoshida M. Resposta pulpar a diferentes métodos de capeamento pulpar após exposição pulpar por abrasão a ar. J Clin Pediatr Dent. 2002 primavera; 26(3): 269-73.

23. Chacko V, Kurikose S. Resposta pulpar humana ao estudo histológico do MTA. J Clin Pediatr Dent. 2006; 30(3): 203-210.

24. Tziafas D, Pantelidou O. Efeito dentinogénico do agregado de trióxido mineral em experiências de capeamento a curto prazo. Jornal Internacional de Endodontia. 2002; 35: 245-254.

25. T. Takita, M. Hayashi, O.Takeichi et al. Efeito do MTA na proliferação de células da polpa dentária humana em cultura. International Endodontic Journal. 2006; 39: 415-422.

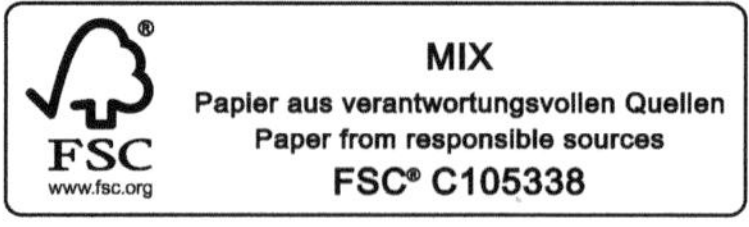

Printed by Books on Demand GmbH, Norderstedt / Germany